Clinical Klein

临床克莱茵

克莱茵学派精神分析的历史、临床理论与经典案例

［英］R. D. Hinshelwood　著

杨方峰　译

中国轻工业出版社

图书在版编目（CIP）数据

临床克莱茵：克莱茵学派精神分析的历史、临床理论与经典案例／（英）R. D. 欣谢尔伍德（R. D. Hinshelwood）著；杨方峰译. —北京：中国轻工业出版社，2017.9（2024.2重印）

ISBN 978-7-5184-1273-0

Ⅰ. ①临…　Ⅱ. ①R… ②杨…　Ⅲ. ①精神疗法　Ⅳ. ①R749.055

中国版本图书馆CIP数据核字（2017）第082130号

责任编辑：孙蔚雯　　　　责任终审：杜文勇

文字编辑：唐　淼　　　　责任校对：刘志颖

策划编辑：阎　兰　　　　责任监印：吴维斌

出版发行：中国轻工业出版社（北京鲁谷东街5号，邮编：100040）

印　　刷：三河市鑫金马印装有限公司

经　　销：各地新华书店

版　　次：2024年2月第1版第4次印刷

开　　本：710×1000　1/16　印张：18.5

字　　数：170千字

书　　号：ISBN 978-7-5184-1273-0　定价：58.00元

读者热线：010-65181109

发行电话：010-85119832　　010-85119912

网　　址：http://www.chlip.com.cn　http://www.wqedu.com

电子信箱：1012305542@qq.com

版权所有　侵权必究

如发现图书残缺请拨打读者热线联系调换

240086Y2C104ZYW

推荐序一

❋

克莱茵在中国人世界的家乡

梅兰妮·克莱茵于1914年阅读弗洛伊德的《论梦》(*Über den Traum*)，随即被弗洛伊德的睿智及其所阐释的潜意识心智深深吸引(Grosskurth，1986)。1919年在匈牙利精神分析学会，她以"一名儿童的发展 (Der Familienromain in Statu Nascendi)" (Klein，1921)的论文，展开了精神分析的探索之旅。克莱茵曾接受过来自匈牙利的费伦奇 (Sandor Ferenczi，1873—1933)以及来自柏林的亚伯拉罕 (Karl Abraham，1877—1925)的个人分析。费伦奇和亚伯拉罕对于克莱茵的赏识和鼓励，以及克莱茵对于亚伯拉罕所提出的口腔施虐及肛门施虐之论点的感动，使克莱茵勇于深入潜意识幻想的最底层，解读人性中最真实的方面。

克莱茵被许多学者誉为精神分析史上继弗洛伊德之后，对于精神分析理论的开拓最具启发性的思想家之一，亦是儿童精神分析的先驱。她建基在弗洛伊德的理论上持续往前推展的原创思路，使精神分析在一个世纪之后，有了突破及崭新的面貌。相对于弗洛伊德所提出的心理发展阶段*，克莱茵首度提出"修复本能 (reparation instinct)"以及抑郁位置 (depressive position)的观点，指出心理发展的连续性以及发展过程中的两个位置——偏执分裂位置和抑郁位置，并强调人终其一生在这两个位置之间摆荡。抑郁位置的提出是克莱茵对于精神分析最具

---

* 口腔期、肛门期、性蕾期、潜伏期、性器期。——推荐序一作者注

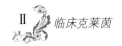

贡献的论点之一。温尼科特曾说，克莱茵提出抑郁位置的概念对精神分析的贡献，可以媲美弗洛伊德所提出的俄狄浦斯情结（Winnicott，1962:176）。读者可在本书中一览克莱茵从弗洛伊德的理论出发所延展的论点。

本书作者欣谢尔伍德（Hinshelwood）在中文版序言中疑虑——克莱茵阐述心智世界的理论能否在中国人的世界中找到她的故乡？过去许多来自世界各国的精神分析师到了中国人世界，亦常思索弗洛伊德对于人性之解读及其精神病理的论点，可否在中国人的文化下立足？笔者自2000年从英国伦敦完成受训回国之后，尝试将所学运用于临床工作，16年的临床工作与督导经验显示，熟悉克莱茵理论的临床工作者不得不叹服克莱茵所揭示的心智世界竟然如此贴近中国人的生命经验以及在贵妃椅上不断上演的潜意识幻想。如果赤裸裸地展现人性最深层欲望与冲突的《格林童话》*依然令中国儿童着迷，如果中国人的神话哪吒**所影射的俄狄浦斯悲剧，持续在中国人的社会上演，那么克莱茵所描绘的心智世界岂是中国人内在世界的异乡？

早在1997年当我在伦敦塔维斯托克中心的书店发现欣谢尔伍德（Hinshelwood）所著的《克莱茵学派理论辞典》（*A Dictionary of Kleinian Thought*）以及《临床克莱茵——克莱茵学派精神分析的历史、临床理论与经典案例》（*Clinical Klein*）这两本工具书时，如获至宝，旋即买回家仔细研阅，发现许多在塔维斯托克临床中心受训时似懂非懂的论点皆可在这两本书里找到清楚的解说。之后，这两本书成了我在受训时期常翻阅的重要书籍之一。回到中国台湾之后一直想将此书翻译成中文，然而当时耳闻作者正在修订中，因此一直等待着新版本的出炉。去

---

* 19世纪初，由德国格林兄弟收集、整理、加工。——推荐序一作者注

** 哪吒的神话有许多版本。根据《封神演义》，哪吒之父李靖为报帝乙救命之恩，将哪吒放逐凶险飞虎涧。十数年后，姜子牙在渭水带领哪吒起兵伐纣，纣王命令李靖带兵上阵，与其子哪吒自相残杀。——推荐序一作者注

年接到方峰的来函，知道他有意将此书翻译为中文，甚为雀跃并鼓励他着手翻译。

　　方峰的译笔甚为流畅、易懂，想了解精神分析理论或克莱茵思想的读者会发现，它是一本不可或缺的工具书。我也期待欣谢尔伍德的另一本书《克莱茵学派理论辞典》的中文版能早日问世。

林玉华

国际精神分析协会精神分析师

英国认证精神分析导向儿童与青少年心理治疗师

曾任辅仁大学临床心理系主任，现为传心心理治疗所所长

推荐序二

✳

贴近经验与创造

能给这本书作序是本人的荣幸！

写序的好处是总可以将好书先睹为快，也可以借此有些自我表达。这次是要谢谢方峰。他翻译了此书，邀请我写序，我没犹豫就答应了下来。通读全书后，觉得这是一本非常清晰、细致地介绍克莱茵学派理论与临床工作的书籍。如果有人对读克莱茵的原著望而却步，那么可以先来读这本，它也许是一本较容易读懂的专业著作。书中的内容可由读者自己细致品味，本人在此谈些感受。

通过本书可以了解克莱茵的理论与临床实务，但对本人来讲，还觉得对克莱茵这个人又接近了一些。初识克莱茵是在中德班安吉利卡老师的课中，那时觉得她的理论晦涩，似懂非懂；后与苏晓波一起翻译克莱尔的《客体关系与自体心理学》*一书，对克莱茵的理论有了一些概念，但由于书中涉及各家学派，每个章节篇幅有限，也谈不上深入细致的了解。

直到读了她的传记，给了本人不少触动，她的理论似乎被弱化了，而她所经历的坎坷人生却撞及心田。也许是同为女性的缘故，一方面为她离婚、痛失爱子以及女儿与之决裂的经历而痛心，但另一方面又觉得她养育子女的方式有些不可思议，比如，不能在儿女出生后尽心照顾他们，反而把他们当成分析对象。当然，她在出生后未受到母亲很好的养

---

* 中文版于 2002 年由中国轻工业出版社出版。——译者注

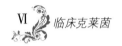

育，幼年时所依赖的姐姐和挚爱的哥哥又病故，父母双方也早逝，这些不幸的经历可能导致了她自己在养育子女方面的不足。不过本人在此并不想妄加评论，只是觉得，是否因为有这些坎坷，才有她不懈的临床探究，以及在理论上的才华呈现。由此也打破我们一直期望的：对人有着深入理解又能以此帮助他人的人，一定也是现实生活的良好实践者。然而事情似乎并非如此。这就是克莱茵，认识到这一点的好处是可以打破理想化，因为心理治疗师，尤其是业界的"牛人"，总被认为是心理健康、幸福生活的践行者，其实常常未必尽然。

不过此书展示的克莱茵与儿童工作的情境，使她的形象在本人的心中变得更丰满了——她和有着不同困难的儿童进行工作，和他们玩游戏，尝试着理解他们，小心地回应，并试着给以解释。此时，我脑中会浮现出生动的、感人的画面：克莱茵关切地、小心谨慎地、思考着地、沮丧地、欣然心领神会地……和儿童在一起。于是，内摄、投射、内在客体、偏执分裂位置、抑郁位置、投射性认同、嫉妒……这些克莱茵特别定义或创造的概念也便不再陌生，随着书中那些案例姗姗而来。

不知是否会有一天，人类突然对自身的各种情感、想法、行为以及种种可见或不可见的表现脑洞大开。然而克莱茵的工作又一次告诉我们事情没有那么简单，心理咨询与心理治疗的伟大思想多来自长期不懈的临床实践以及孜孜不倦的探索，而且临床实践不是将已有的理论照本宣科，而是真切地体会与把握人际经验。

在当今中国，许多人不管是对自己还是对他人，都处在一种如饥似渴的探寻中，因困惑、困扰而探索，也对如何探索、怎样探索而迷茫。这从上百万人参加心理咨询师的培训中可见一斑。而与此相对应的则是西方关于心理咨询与治疗的各种理论与方法如潮水般涌入中国，克莱茵学派的理论与临床经验也翩然而至，就像这本书。

想必带着困扰阅读这本书是会有启发的。看着克莱茵的一个个临床案例和她的理解与分析性工作，也许你会感悟：哦，原来如此！但是将克莱茵临床工作的案例、理论、方法直接套用到自己的临床工作上，套用到自己和身边的人身上，也未免过于简单甚至粗暴。虽然说人性可能都是一样的，但克莱茵的临床实践恰恰可能告诉我们，要贴近经验，贴近实际的互动。不管跟儿童还是成年人，贴近他们，去感悟，去体会，也许会得出不一样的理解。内在客体、偏执分裂位置、抑郁位置、攻击性等名词是学术上理解人的方式，它们不是出现在临床中工作的话语以及日常人际间沟通的语言。

克莱茵自临床实务提出的投射性认同概念，是本人觉得特别精妙的体会、提炼及诠释。投射性认同是来访者与咨询师沟通的方式，是理解儿童、理解人的一种独特的沟通形态。这种无意识的心理沟通给了人与人之间可以理解的通道，咨询师用自己在咨询关系中感受至深的情感体验（反移情）体会到对方的情感，共情在那一刻发生了，如此的奇妙。人与人之间最大的困难之一是彼此的难以理解，甚至让人觉得理解彼此是一种妄想；但投射性认同的提出似乎打开了一扇门，让人在关系中明了了人类对自身已经使用的沟通智慧。

在此特别想说一点，在本人的诸多督导经验中，不少咨询师在咨询过程中体会到了自己较强烈的情感体验，然后多想到的是这触碰了自己的问题，是自己未解决的困扰，得去找个自我体验师分析一下。咨询师的这种自觉实为难能可贵，也印证了许多咨询师走进心理咨询治疗这个领域多是因为自我困扰，同时也比较符合传统精神分析的反移情概念和处理方式。但克莱茵的投射性认同的理论给我们以新的视角来理解咨询师的这些情感反应，不是只关注自己，而是从来访者与咨询师的互动关系中以及从来访者潜意识传递的情感体验中体会，多考虑在关系里发生了什么，来访者在告诉自己什么，以此对来访者有更好的理解。

人的困扰多在关系中产生，也只能在关系中解决。中国人的家庭关系可以说非常紧密，有时甚至显得纠缠。孩子从小由父母养大，孩子长大结婚有了自己的子女后，父母又来帮助照料；等父母老了，又反过来

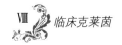

照顾父母。但正因为在关系中，才有机会不断接触，才有机会尝试彼此理解，有可能去修复关系带来的伤痛。当然不仅愿意理解意识层面的沟通，还愿意且有能力理解彼此潜意识的沟通。咨询师在咨询中对投射性认同的有益理解和恰当工作，会使来访者增加对这种特别智慧的沟通的洞察，以及延伸到家人之间的理解。

对儿童进行精神分析，在20世纪二三十年代或许是大逆不道和异想天开的，但克莱茵进行了这一冒险，而且成果颇丰。就像诠释只在能被来访者理解时才是有意义的，而治疗师不应自鸣得意，克莱茵的理论思想与实践经验来到中国似乎也像一场冒险的旅程，能否被接受和应用，只有通过中国的临床实践者在自己的实践中体验，才可能有结论。

感谢原书作者，行文中透着严谨、平实、客观，对作者理解的克莱茵学派的理论特别是临床工作进行了细致介绍，有着恰到好处的表述以及内容层次清晰的阐明。

也特别感谢方峰的流畅翻译，这一方面是语言的熟练，更重要的是他对精神分析以及克莱茵理论的学习与积累。方峰在英国接受过精神分析，与许多学者有过接触，阅读了大量书籍文献，善于观察与思考。虽然他是我的学生，但每次跟他交流精神分析的案例、理论，包括现实生活，都会有各种获益。他是精神分析领域非常难得的一位年轻才俊。

最后，如果说对读者有什么建议，那就是该书需细细地阅读和体会，这也将是一种经验与创造！

贾晓明

北京理工大学人文社会科学学院教授，博士生导师

中国心理卫生协会精神分析专业委员会副主任委员

中国心理学会临床与咨询心理学分会委员

推荐序三

*

播一颗精神分析的种子

对一般人来说，克莱茵的名字也许不如弗洛伊德响亮，她的书读起来也不如弗洛伊德的引人入胜，但她的学派，在我将近15年接触精神分析的过程中，却成为我最有兴趣的一个学派。我在专业工作中，在自己的分析里，无时无刻不在实践及运用客体关系学派的理论。

我清晰地记得刚开始读克莱茵时，心中有无数的疑惑及不解，她的书中描述的临床实例及诠释，对我这样的初学者来说简直是天马行空，但是我在临床工作经验中一次又一次地见证了克莱茵描述的儿童心理现象活生生地上演，因此成了她忠实的信众。欣谢尔伍德写了许多帮助阅读和理解克莱茵理论的书籍。本书是其中涵盖了克莱茵理论的发展历史且结合临床实例的经典文献。因此当方峰邀请我为这本书写序时，我觉得特别荣幸。

方峰希望我可以从东方文化的立场，回答欣谢尔伍德在他的中文版序中提出的问题："我想知道，它将在中国的精神科医生、心理治疗师以及知识分子当中找到什么样的归宿。"

东方思想文化重家庭、群体及社会，而西方思想文化重个人。精神分析这样一个西方的产物，能不能在东方发展呢？

我想用克莱茵的理论来回答这个问题。她主张，一个人成年后发展出来的兴趣，往往是为了弥补及修复自己与所爱的客体的关系。举例说，一个喜欢冒险旅行的人，通过探索异国的文化及土地，满足了一种

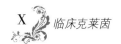
对未知领域的好奇。而这种好奇感很可能正是此人潜意识中对母亲的幻想所引起的欲望，换句话说，在旅行中窥探陌生地方的新鲜事物正如可以窥探所有与母亲有关的、不可知的、未知的一切一样令人感到满足。

我认为，中国对精神分析这样一个西方个人主义产物的兴趣，也许正源自我们在潜意识中对我们的客体的好奇。

至于精神分析与克莱茵的理论在中国会如何归宿？我想就得看这颗种子如何在每一位读者的心里苗壮成长了。在这个过程中，方峰秉着对精神分析的热情，翻译了这本重要的书籍，让中国的专业人员也有机会用自己的语言学习到最核心、最正确的精神分析观念及知识，这何尝不是在为中国的精神分析发展播种灌溉呢？

魏秀年

英国塔维斯托克认证精神分析导向儿童与青少年心理治疗师

英国儿童心理治疗师协会会员

现任英国伦敦格林尼治儿童与青少年心理健康中心心理治疗师

中 文 版 序

　　我对方峰主动翻译这本书的工作印象深刻。感觉上，这本书像是经历了一段漫长的旅途。它从英国远道而来，我想知道，它将在中国的精神科医生、心理治疗师以及知识分子当中找到怎样的归宿。

　　在我们西方人眼中，中国有着非常悠久的文化，它高水准的涵养与成就给人留下了深刻的印象。这是一个存在的时间比我们眼前的任何文化都久远的文化。比起中国，希腊、罗马以及大英帝国，甚至中世纪，都显得非常短暂。令人惊讶的是，如此长期稳定的文化希望从我们这里寻求新的理解。当然，西方国家可以提供探索物质世界的技术。不过，我们现在不得不考量，在理解人性本身以及人类经验的领域内，我们又能够提供多少。精神分析自称是一种新的人性观，对西方之外的文化而言，会显得比较新奇。

　　此外，本书提及的是精神分析的一个特定的流派——将当事人放置在他的人际关系背景中（客体关系精神分析）。梅兰妮·克莱茵（Melanie Klein）探索的是非常年幼的孩童的经验，这使她提出了有关婴儿感受与"想法"的假设。进入婴儿非常早期心理的视野，使她描绘出人类与生俱来的天性，社会则是利用这样的天性创造了每一个全新的个体。社会作为与他人关系的环境，为我们提供了机会，同时也给每个人划定了界限。

　　克莱茵总在谈论无意识心智中较为深度的层面，她确信自己为弗洛伊德的基本发现增添了一些重要的内容。在她的自传中（于2016年发表在梅兰妮·克莱茵基金会的网站上），她曾说，"将我所知道的变

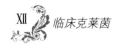

成对精神分析极为重要的贡献"。这不是一种谦虚的观点，她承认自己拥有相当大的抱负。不过，她描述了这样的个人抱负如何从自身的骄傲转变成为精神分析发展做贡献的志向。她最有价值的贡献就是她发现的深层无意识，在她于1960年过世后，她的同事及学生多年以来扩展并澄清了这一发现。

克莱茵学派的精神分析撇开了古典精神分析中较为机械的人性观。梅兰妮·克莱茵在她的工作中从未提及经济学模型（the economic model），也不说"心理能量（psychic energy）"。相反，克莱茵开始跟幼小的儿童工作，在玩玩具的过程中，她发现他们在表达一些难过的、可怕的焦虑。她对追溯焦虑的起源没有兴趣——她感兴趣的是孩子感受到的痛苦。他们的焦虑触动了她，让她试图帮助他们缓解这些痛苦的焦虑。

结果，她构建出儿童心智的模型，类似于玩具摆放的形式（她称这些玩具为"客体"）。在游戏室内，儿童使用这些玩具来表达他们的内心及故事。克莱茵学派论述的语气倾向于"贴近经验（experience-near）"，与古典精神分析有所不同。"贴近经验"这个术语来源于科胡特（Kohut），他曾经试图用这个术语描述他所认为的古典精神分析已经进入了死胡同。本书试图抓住从经验上聚焦于心理体验的过程，这是克莱茵学派（以及更多近来的精神分析学派）的特征。它放弃了基于生物的本能概念。

在某种程度上，精神分析，包括克莱茵学派，产自一种新自由主义资本家的人性观。不过，迄今为止，由于精神分析的摸索深入纯粹的社会影响之下，它染上了一种持久的激进色彩。因此，它可以质疑：是否**只有**社会影响构成了个人形成的基础？每种文化都会对当中的人类发展施加影响，而在社会影响之下，精神分析可以挖掘一个深洞。因此，我们认为，当个人选择以自己特有的方式应对并经历社会影响时，他也就带入了自身的影响。

这样的深度层面是否真的存在于一切文化影响、社会偏见、历史事

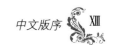

件以及经济压力之下，还有待观察。或许，让其他文化（例如，中国）接收克莱茵的观点，就可以表明：精神分析在多大程度上适用于所有的人类——在多大程度上，它只是一种19世纪犹太人的维也纳心理学。

鲍勃·欣谢尔伍德（Bob Hinshelwood）

2016年6月

目　　录

引　言

*

献给困惑的读者

记得在1988年，在我反思《克莱茵学派理论辞典》一书时，我注意到，从理论的视角撰写有关克莱茵的书，是一件多么不同寻常的事，虽然我当时就在做这件事。现在这本书是关于临床的，因此可以跟词典互补。词典涉及的是克莱茵学派概念的理论讲解，是对汉娜·西格尔（Hanna Segal）出色的《梅兰妮·克莱茵著作入门》（*Introduction to the Work of Melanie Klein*）一书的补充。西格尔的书是一则经典，过去曾有助于激发大家对克莱茵作品的理解与热情。它不是要对特定的案例或疾病进行研究，而只想说明这些概念是如何从临床实践中产生的。

尽管梅兰妮·克莱茵与她的追随者极为强调临床实践，关于临床的著作却不是精神分析的主流。相反，因为太强调理论导致精神分析的著作头重脚轻。在本书中，我的方法是采用已经发表的临床材料。临床作者们通过让我们一瞥他们的工作，试图向我们展示他们在精神分析工作中的发现。成功引用案例片段的方法是多种多样的，不过克莱茵学派的作者尤其喜欢用详细的临床过程记录来阐释他们的概念。他们的写作用的是一种直陈的方式。本书试图回到这些概念的临床指征，提取它们就个人经验而言的意义。我有意地选择已经发表的记录，你们可以自行查阅任何一个特定的案例，去核对我的版本与我的观点。所以，本书试图通过这些被选的临床实践记录片段，为读者提供指导。它们呈现了我的倾向性，需要你们用自己的标准去衡量。

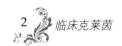

我并不主张把这本书用作是一种证据，证明梅兰妮·克莱茵的发现都是正确的。相反，我试图指出克莱茵学派精神分析的临床实践是什么。它的正确性或不足之处，是读者需要自己衡量的——通过自己接受精神分析的帮助或许能够帮助你判断。我认为，你们最好先看一看克莱茵与她的追随者所呈现给我们的。你可能会偶然地瞥见其他的精神分析流派。不过我接受的是克莱茵学派的训练，没有开展其他精神分析流派的临床实践，对于其他分析师从他们的临床材料中发展出他们的概念的方法，无法做出可靠的比较。

对于第一次接触克莱茵学派作品的读者，这本书并不是很容易读，它不是一本消遣读物。正如沉浸在任何一种思想体系中，需要花费一定的时间才能让你变得游刃有余。在黎明出现之前，你需要拥有待在黑暗中的耐力和意愿。掌握精神分析的语言，尤其是克莱茵学派，其中的一项困难就是观察点的不同：一方面是客观的方法，好像当事人站在一旁观看；另一方面是主观的，好像当事人试图进入他们的生活、他们自己以及另一个人的体验中。因为这些观察点产生了相当不同的精神分析语言，这会造成混淆。如果有人说："婴儿感觉他的胃部正在被一些不好的东西侵蚀，为了对抗这种经验，他会通过构建幻想来安抚自己，在幻想中，他的拇指是好的盟友，他可以将拇指摄入体内来击退这些坏的东西"，这是婴儿主观的立场，听起来与更客观的语言不同："他通过退行到口欲的阶段、使用内摄的机制来对抗挫折。"这些语言并列出现在精神分析的文献中。对于初学者，会造成一定程度的混淆，必须面对并克服。在某种程度上，混淆可以通过更精确地定义我们的术语来获得澄清，不过在本书中，我采取的方法是"指明（pointing out）"和直陈的（indicative）方法。对于从未见过红色的人，你无法定义什么是红色，只有在他们没有失明的情况下，你才能真的为他们指出这一点。这就像那个古老的故事，如果你向一位盲人描述大象的样子，他将不会相信你所说的。精神分析的观点也是一样的：除非它们是从经验中获得的，否则它们将无法让人信服。

精神分析的思想并不是简单地包含在一种线性的论证中：前提推出结论。它是一种特殊的思考方式，起初可能会令人感到困惑。获得精神分析真相的方法，最初可能会比较难以令人信服。争议和论证，虽然很激烈，却几乎无法带来理论的进步，从这个意义上说，它与学术训练有所不同。因此，理解的获得不像开灯一样迅速，它发展得非常缓慢——常常慢得让人恼火，只有事后的觉悟才会让你注意到那些你已经在用自己的方式使用的东西，开始变得熟悉和可以接受。

为了理解书中的材料，你需要退回到作为一个普通人的经验。为了进入这些经验，你可能会在自己的生活中找到入口：拥有孩子；日常社交活动的复杂性与奇怪行为；你自己的内省与主观性——有时候在我们的生命中，我们都不得不面对一些非理性的关系。一些读者可能有心理健康、教育或其他相关工作的职业经验，他们会受到人类非理性的、孩子般的特性的挑战。最后，你也可能会经历你自己的精神分析或心理治疗。

我们将要介绍的观点与经验，常常是远离意识的。不幸的是，精神分析作品并没有它们本该有的那么白话和清晰易懂。精神分析师的文字功底也不在选拔的条件中。这可能会成为问题，也确实是梅兰妮·克莱茵本人的问题。她对病人的描述常常是非常生动的，不过她的写作风格实则令人不快，有时候让人感觉极其疏远。克莱茵是写给精神分析师看的。她并没有讲清楚临床工作中细微的直觉与推理。常常理所当然地认为，其他精神分析师将会遵照她对术语的使用，接受某些象征符号的意义，不需要费力的解释。但是，就初学者而言，她的案例分析是相当凝缩和粗糙的，结论在证据不足的情况下就突然出现了，好像省略了中间的步骤，这会让不熟悉精神分析工作方式的人处在挣扎中。因此，我的意图是尝试选择并详细说明那些在我看来模糊不清的步骤。

另外，即使是面对受过训练的精神分析师，克莱茵也会用说教的方

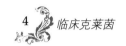

式介绍最困难、或许也是最深奥的概念。因此，有些人认为她的观点太粗暴，或者是轻视其他的看法。令人难过的是，人们常常选择放弃，认为在进入他们自己的精神分析之前，或者是在受训成为分析师之前，他们将无法理解她。当然，毫无疑问这是对的，亲身体验精神分析将会大大增加受益于这本书的可能性——当然，生活本身也可以。

因为人们经常听说克莱茵的作品是令人困惑的，我们可能会得出结论：我们不该在本书中用她的材料来达成讲解的目的。不过，我认为，忽视她的作品会让我们与极度敏感、细致的临床观察失之交臂。她的案例描写通常是非常清晰的，尽管偶尔会有倾向性。因此，我选择了很多她的案例——事实上，我选择的案例有三分之一属于克莱茵。我尝试选择能够尽可能多地呈现证据的临床会谈。不过，在这方面连贯性并不总是有价值的。相反，有时候回到更散漫的解释（没有预先精确的临床证据），才能够得出结论。虽然克莱茵学派成员之间的争论并不多，诉诸理论上的争议还是显著的，我选择的多数案例都经历过临床上的试验。我希望能够更加缜密。我想要呈现的一些会谈是包含过程记录的范例，病人对于分析师的诠释能够给出确认的回应。尽管受到选择上的限制，但一些材料在这方面是相当值得效仿的，我在评论中也试着对此做出强调。总的来说，我使用的材料给出了精神分析工作思想的细节感，同时包含了局限性和一丝不苟的观察成就。

无论临床报告的一般标准是什么，我们都会保留进入深度无意识的人类材料的问题。一个奇怪的讽刺是：这是关于人类的，关于我们的。作为被研究的对象，我们所有人都应该很容易理解这些。但是，进入材料通常会体验到阻碍，它似乎是疏远的，与任何已知的想法无关——你会觉得你不是这些基本原理的当事人，它们对你来说是晦涩的。我想，你需要开始与自己的挣扎，而不是与这本书的。不过，在这里要重点了解的是：人类心智的很多方面是通过探索严重受损病人的心智才发现的，尤其是精神病患者。这就很像在宇宙的另一端探索有关行星的知识，并最终返还给我们一些有关我们自身的事物。面对严重的精神困扰总是富有挑战性的，但是努力克服密切接触过程中的担心，会打开一种新的理解，即克莱茵指出的更广阔的视野。

对于所有的这些困难，我只能说："继续前进"。

我以熟知这些观点并以此开展临床实践的精神分析师的身份撰写这本书。我将努力回到作为新手刚刚进入这个新世界的那一刻。在收集完我希望包含的材料之后，我决定让那些接近这一时刻的人先行阅读草稿，即那些我认为"知识空白（qualified by innocence）"的人。我试着提醒大家注意进入这个知识体系会面临的困难，我希望你们感到迷惑的同时，能够被热情率领。作为克莱茵学派的精神分析师，这本书毫无疑问将展现我的热情与承诺。我希望它们有一定的感染力，不过也不能让它代替你自己的判断。最终，你需要自己决定，这本书是否部分地或完全地或一点儿也不让你信服。首次接触这些的你，应该把你的天真无知变成一种有效的工具，去质疑我所写的材料。对于很多其他的读者，可能一开始就带着对克莱茵学派观点的特殊承诺或抗拒。无论是哪一种，我都只希望邀请你通过使用这本书来重新检验那些你本来的坚定信念。

第一部分：基本原理

第一章

✳

精神分析的背景

梅兰妮·克莱茵（Melanie Klein）的贡献深深地植根于弗洛伊德（Freud）的基本发现，对弗洛伊德没有一定了解的人较难理解她的这些观点。因此，本书虽然无法就弗洛伊德关于潜意识和儿童性欲的性质、历史悠久的移情概念等基本发现进行系统阐述，但我还是认为很有必要跟大家介绍与克莱茵理论发展较为相关的部分。第一章可看作背景铺垫，熟知弗洛伊德理论的读者可以自行略过。而我在本章中对弗洛伊德思想的阐释也是有所选择且相当粗略的，只限于那些与克莱茵理论高度相关的部分。对于那些寻求更全面、更深入了解的读者，可自行参阅桑德勒（Sandler）、戴尔（Dare）与霍尔德（Holder）（1973）*以及拉普朗虚（Laplanche）与彭大历斯（Pontalis）（1973）的著作**。当弗洛伊德开始对女性神经症和癔症进行研究时（19世纪80年代），心理治疗的主导模型已经出现在以法国为主的地区，这是一种被医疗科学圈称为"催眠术"的疗法。尽管催眠疗法的价值还颇受争议，许多法国医生却坚持发展这种疗法，而皮埃尔·让内（Pierre Janet）的方法与思想可谓是达到了发展的顶峰。法国催眠疗法的总则是：通过暗示改变被催眠者的精神内容，消除有害的念头和令人困扰的感受，获得态度的转变。

---

* 《病人与精神分析师》。——译者注

** 《精神分析辞汇》。——译者注

不过，这种方法是否有效取决于病人的适应性，即他们是否愿意接受暗示。有些医生通过催眠的方式将病人诱导进入一种高度受暗示性的状态，而另一些医生则选择让病人保持正常的清醒状态来完成治疗目标。尽管这一疗法的实施方式各有不同，它们的共通点都是由医生接管病人的意识状态并改变他们的精神内容。

相比之下，弗洛伊德的研究方法却有所不同。他先在法国研习上述催眠与暗示疗法，但最终选择将之摒弃，转而采用维也纳医学院同事约瑟夫·布洛伊尔（Josef Breuer）的观点。布洛伊尔有一些不同的发现：如果通过催眠将病人带入恍惚的状态，随后让她谈论自己的症状以及与症状相关的想法和感受，病人在恍惚状态中会产生强烈的情绪反应，然后随着情绪的释放，症状会得到缓解。比起法国暗示流派的说教方法（或称矫正法），弗洛伊德觉得这种**表达式**的治疗方法更具吸引力。这便是后来精神分析与其他形式的治疗之间最根本的区别——前者是精神内容的表达，后者则是对其进行矫正。

于是，弗洛伊德的研究使他获得了一种探索（而非控制）病人内心世界的方法。如今众所周知的是，弗洛伊德的这些探索使他发现了动力性"潜意识"。这部分被称为潜意识的心智，以完全不被当事人感知的方式，活跃地影响着人的思维、感觉、关系、态度和行为。对于这些不受控制的部分，弗洛伊德努力寻求让其获得**表达**的方法，而不是试图控制。他在探寻过程中发现，潜意识心智的内容源自孩童时期的烦恼、创伤和令人恐惧的幻想，并特别指出，骚乱不安的孩童时期充满了对性问题的担忧，尤其是一系列与父母性行为相关的恐惧与渴望、婴儿由母体诞生这一事件引发的强烈情绪，以及各种与性暴力相关的焦虑。孩童的这种既强烈又不安的性生活，后来被弗洛伊德称为"俄狄浦斯情结（Oedipus complex）"。

在后面的章节，我们将看到克莱茵学派的分析师如何发展出"涵容（containing）"这一表达性的（与暗示性相反的）概念，以及简单的认识

(knowing)、意识到（becoming aware）、思考想法（thinking thoughts）如何带来治疗性的效果。

象征诠释

由于弗洛伊德并不是一个很好的催眠师，应用催眠术的过程在他那里就变成了单纯地鼓励病人，要他们在清醒的状态下对童年往事进行回忆。这种做法被他称为"压力疗法（pressure method）"，而他的另一个新发现则令他最终发展出了"自由联想（free association）"的方法，即他发现梦境可被破译为一套个人象征符号。实际上，梦是一种自己与自己的秘密沟通。那为什么人要与自己秘密交流呢？这听起来似乎有点奇怪。不过，要知道心智的潜意识部分会通过各种方式来避开意识的觉察，而那些残留在潜意识中的问题，正在积极地对个人意识产生影响，所以潜意识部分呈现的方式必须是当事人意识层面全然不知的。梦境代表的是一种**潜意识**的思维方式，包含了许多不为意识层面知晓的私密想法和幻想。弗洛伊德认为，这些不被意识许可的心智活动，可在心智处于睡眠状态时部分地突破限制并重新回到意识当中。不过，出现在意识中的是一些晦涩难懂的内容，由经过伪装的象征符号组成，以至弗洛伊德需要发展出一种新的方法来破译这些象征符号。这种方法不是一本字典，也不是当时盛行的解梦宝典，而是去破解每个人特有的象征系统。每个人（事实上，每个梦境）都会发展出独一无二的象征符号来服务于当下的目的——继续隐藏心智的潜意识内容。

弗洛伊德发现，如果他记下自己的梦，把它们分解成独立的元素，并允许自己的思想在每个元素上自由驰骋（自由联想），一些主题就会反复出现。他粗略地记下这些想法出现的顺序，得出的是一堆特定的问题、记忆和愿望。虽然梦中出现的元素之间没有太大的相关性，但由联想得到的元素却开始以更清晰、更有意义的方式凝聚在一起。于是，某个特定的主题就像冲洗相机底片一样逐渐呈现出来。尽管这个主题并没有明确地出现在梦中，弗洛伊德仍相信这样一个重复出现的主题就是梦潜在的（经过伪装的）内容。通过这种方式，弗洛伊德认为自己可以破解梦的密码，揭开梦背后**隐藏**的含义。他对梦的象征具有普世性这一观点提出质疑，认为每个象征符号都是由每个人特定挑选的，也就是说，出现在不同场景中的象征和密码都需要被重新解译。他用这种方式诠释了自己的许多梦境，并逐渐用于理解病人的梦。由此，他揭开了一种充满着记忆和愿望的潜藏生活方式，以及一系列不为人知的"语法"，即通过凝缩（condensation）和置换（displacement）的过程将象征符号排列组合。令人困扰的是，这些隐藏的心理活动常常与性的想法和愿望有关，而这些与性有关的理论让弗洛伊德在那个过分保守的年代非常不受欢迎。对这些理论的争议也延续至今，如今的初学者仍会觉得这样的观点令人难以接受，尽管当中的多数看法都已经被我们的文化所熟知。

自由联想的方法是指让病人在放松的状态下说出任何出现在他们大脑中的想法。由此生成的意识流，可以通过释梦的方法来处理。精神分析师可以收集病人脑海中重现的（隐藏的）过往经验，以及关于他们孩童时期性活动的记忆，这些按照时间顺序依次出现在病人脑海中的事物，被认为是相互关联的。因此，联想是一系列有意义的连接，即使这些意义是模糊的，正如梦境使用晦涩的象征符号来隐藏真相一般。在剩余的职业生涯中，弗洛伊德主要通过这种象征诠释的方法来挖掘病人隐藏的问题。

移　　情

然而，弗洛伊德对于象征符号的理解以及对潜意识如何运用象征符号的理解，逐渐被他创立的另一种方法所取代。事实上，这种方法源自弗洛伊德失败的治疗经历，也就是大家熟知的朵拉（Dora）个案。对朵拉的治疗始于1899年10月，当时弗洛伊德的计划是通过真实个案的治疗经验向公众说明梦的分析方法。朵拉在12月底离开了治疗，分析只持续了一两个月，弗洛伊德的计划也因此中断。于是，他推迟了朵拉个案的发表，直到5年后才对治疗出错的部分加以论述（Freud，1905）。治疗之所以中断，是因为他过度专注于诠释梦的象征细节、追踪象征的相关联想，以至于完全忽视了另一个正在发生的事件，这个事件后来被弗洛伊德称为"移情（transference）"。移情是出现在治疗过程中的特殊历程，它并不是象征的言语呈现，而是一种病人对精神分析师本人产生的直接愿望。对于朵拉的个案，弗洛伊德的解读是：朵拉发展出了一种想要挫伤他、让他感到失望的特殊愿望，并通过终止治疗的方式来实现。在治疗中，弗洛伊德并没有意识到他与朵拉关系中的这一重要发展，等到他发现时却已经无法挽回。朵拉想让弗洛伊德受挫的愿望，并通过让他失望来施以报复，这都与朵拉跟她父亲之间的关系有关，在他们的关系中，朵拉曾经因为受挫而感到失望。因而，原属于她与父亲关系中的挫折，被转移到了弗洛伊德身上。

自从10年前与布洛伊尔一起工作，弗洛伊德就已经知道病人可能会爱上自己的精神分析师。然而，令弗洛伊德毫无察觉的并不是朵拉的爱，而是她的憎恨和报复心。移情之所以如此引人注目是因为程度强烈的爱和恨，这些强烈的感觉有着不为人知的起源——童年。弗洛伊德也由此认识到，需要被诠释的不仅仅是病人梦中的象征内容以及其他由言语表述的材料；在病人与他的关系中，一些非同寻常、在他意料之外的部分也会有意义，也需要被注意和诠释。于是，他区分了两种病人回忆过去的方式：一种是通过语言来回忆；另一种则是通过某些形式来重复过往的幻想或真实事件。在关系中重复（移情），作为一种揭露病人潜意识内容的表现行为，成了精神分析技术的基础。移情的发现可以说是精神分析临床实践中最重要的发展，其重要性胜过以往任何的精神

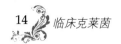

分析理论。这是因为，移情是论证和检验所有理论所需要依托的工具。随着进入后面的章节，我们就会慢慢发现移情在克莱茵学派临床实践中的重要性。

精神病与精神分析

荣格曾是一名精神科医生，而弗洛伊德则是神经科医生，此外两人还存在一些其他方面的差异。当荣格和他的苏黎世团队于1906年加入弗洛伊德的维也纳团队时，这些差异使他们的关系趋于紧张。其中一个原因是荣格在治疗精神病人方面有着丰富的经验，这是弗洛伊德不具备的。当然他们也因为这些差异引发了其他方面的张力。不过，弗洛伊德与精神病患者工作的经验让他知道，这些病人是无法被分析的。特别是，他发现精神分裂症患者无法与真实的世界建立连接，只能连接到一个由自身想象所构建的世界中。他们活在自己的错觉与幻想中。因此，弗洛伊德的治疗方法，因为需要病人配合与分析师建立关系，而无法适用于精神病人。

弗洛伊德尝试通过分析施雷贝（Schreber）法官的自传的方式来理解精神分裂症（Freud，1911）：他"精神分析"了这本书！在分析自传的基础上，他发展出一套理论来解释为何精神病患者不能被分析，并于1914年提出了他的自恋理论。

自　　恋

弗洛伊德从英国医生哈维洛克·艾利斯（Havelock Ellis）那里借用了"自恋"这个术语。他会对艾利斯的思想产生兴趣是因为两人都研究过性障碍，同样地，艾利斯也对弗洛伊德产生了浓厚的兴趣。自恋的人会处于深深的自我陶醉中。于是，弗洛伊德联想到，精神分裂症患者也是如此深地陷在用自己的声音、幻想和错觉构建起来的世界中，正好符合自恋的定义。不过，他是依据自己当时的理论来解释这一点的。

力比多

在弗洛伊德研究的初始阶段，他期望自己的描述能尽可能地科学、严谨，并给人一种印象：他能像伽利略或牛顿测量物理现象一样测量心力（心理能量）。弗洛伊德提出心理能量的观点，并称之为"力比多"。力比多是**朝向**客体的，也就是说，客体被投注了个人的兴趣。随后，弗洛伊德将客体描述为"贯注（cathected with）"了力比多。"cathect（心力贯注）""cathexis（投注）"和"libido（力比多）"都是一些拉丁语化的新词汇，听起来比较科学化，创造这些词汇的是弗洛伊德文集的英译者，目的是为了让具有医学背景的读者留下印象。事实上，弗洛伊德原来的德文词汇更接地气。"cathexis（投注）"和"libido（力比多）"指的是某人对某一话题或其他人产生兴趣或迷恋。

自恋的人处于一种自我陶醉的状态，他最感兴趣的客体就是他自己。拿精神病患者的例子来说，他们完全失去了对周遭世界的兴趣。用科学术语表达就是，病人撤回了对所有真实世界客体的贯注，力比多转而朝向自己，投注在自我上。因此，对于精神分裂症患者的这种自我陶醉现象，弗洛伊德描述为力比多从外在世界撤回，撤回后，心理能量（"力比多"、兴趣）就只投注在精神分裂症患者本人身上，或是患者的某些部分。

弗洛伊德讨论了两种状态之间的复杂关系，一种是力比多被撤回，转向投注到自我的自恋状态（弗洛伊德称之为"自我力比多"）；另一种是仍对真实世界的人事保有兴趣的常态（"客体力比多"）。"客体"这个术语也需要做一些说明。在"主体－动词－客体"这样的语法结构中，"客体"指的是某一主体执行某个动作时所指向的对象。弗洛伊德认为，兴趣从其他的人或物上撤回的过程与阿米巴变形虫的生活极为相似。阿米巴面对环境中的事物时，会伸出一根原生质（伪足）来试探对方是

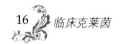

否是潜在的食物，如果对方不是它感兴趣的，就立即收回。弗洛伊德认为，力比多(兴趣)的撤回和重新投注是一个流动状态，可以用来解释正常心理状态以及精神分裂症患者身上出现的许多现象。例如，夜晚进入睡眠的状态，就是把兴趣从外在世界撤回，并重新投注到内在梦境世界的过程。清晨醒来后，力比多或心理能量又被重新投向外在世界中能够引起当事人兴趣的人或事。同样地，生病或遭受苦痛时，也会发生兴趣的撤回，并重新投注到自身或遭受病痛的特定器官上。当牙痛发作时，患者所能体验到的只是牙痛，世界的其他部分都变得无关紧要。

弗洛伊德由于对严重自恋状态和精神病缺乏了解，就把它们统称为"自恋型神经症"。在下一章节，我们将会关注分析师们如何开始对两者进行精神分析式的探索，而相关探索的发现，成了克莱茵学派精神分析思想的根源。

第二章

*

内摄与投射

在本章及下一章，我们将考虑精神分析思想发展的某些方面，当中大多出现在梅兰妮·克莱茵开始她的工作之前，包括弗洛伊德和他在柏林的同事卡尔·亚伯拉罕（Karl Abraham）在理解精神病人和精神病症状方面所做的尝试。在描述"原始防御机制"和"无意识幻想"这两个概念时，我本该由克莱茵和她同事的理论说起，他们对此的理解更为充分，不过，这些概念深深地根植于弗洛伊德与亚伯拉罕的思想，并由他们赋予明确的定义，而克莱茵与她的追随者们则是沿用了他们的概念。

大约在1910年，正值弗洛伊德开始忧心与精神病人的工作，卡尔·亚伯拉罕提出了一种新的思路，并与弗洛伊德展开了密切的合作。亚伯拉罕是一位德国精神科医师，在苏黎世接受过荣格（Jung）的精神分析训练，并于1907年回到柏林，建立了柏林精神分析协会（Berlin Psycho-Analytical Society）。他是弗洛伊德第一代的追随者，最著名的精神分析师之一。同时，他也是一名杰出的临床观察者，对于病人和他们的心智状态有着敏锐的观察力。

亚伯拉罕有个重要的观点：既然我们无法直接对精神分裂症病人进行研究，那么精神分析师应该从别处着手。在躁狂-抑郁（manic-depressive）精神病患者身上，会间歇性地出现神志清醒的正常状态。因此，亚伯拉罕试图对这类病人出现的"常态"开展分析工作，并就工作的发现，于1911—1924年发表了一系列论文，直至1924年亚伯拉罕去

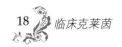

世。在这期间，弗洛伊德也发表了关于同一主题的重要论文："哀伤与抑郁（Mourning and melancholia）"（1917）。这篇文章意义重大，它使弗洛伊德的自恋理论有了新的进展。

内　摄

力比多（兴趣）撤回的理论，可以很好地解释躁狂—抑郁病人身上极端自我陶醉的现象——力比多从客体撤回，转向自体（自我）。在这个过程中，病人的兴趣完全集中在自己身上，关注的只是自己的思想、感觉、记忆和价值观等。从这点来看，这类病人与精神分裂症极为相似。抑郁症病人会花多数的时间回顾他们自己的行为、价值、心情等。这是弗洛伊德论文中提出的观点。

不仅如此，失去兴趣（力比多的撤回）的抑郁病人会对自我产生不同的感觉，觉得自己变成了那个已经丧失的人。这样看来，不仅仅是力比多被撤回了，像阿米巴原虫收回自己的伪足一样，客体同时也与力比多一起被撤回到当事人内心（自我）。这个奇怪的过程导致了一种奇怪的心智状态，从本质上说，是一种错乱的心智状态。弗洛伊德认为，该过程似乎与另一种正常的心智状况类似。他将躁郁病人身上的抑郁（melancholia）状态与面临丧失时会有的哀伤（mourning）状态进行对比。人在丧亲后会减少外出活动，并且需要放弃寄托在丧失者身上的愿望。根据弗洛伊德的说法，要经历很大程度上的情绪痛苦，才能放弃寄托在已故亲人（如过世的配偶、父母或孩子）身上的愿望，包括要经历长期积极的心理工作和至少数月的强烈痛苦。弗洛伊德把它描述为一个循序渐进的过程，有关爱人的每一片回忆都需要被记起，并一点一点地放下。再随着时间的推移，重新建立对世界的兴趣，其他的兴趣变得越来越活跃，爱的能力也慢慢转移到其他人身上。在这个过程中，弗洛伊德认为他发现了一个与自恋状态极为相似的过程——比如，睡眠或患病的状态。阿米巴原虫收回它的一只伪足后，另一只又会缓慢地伸向别处。

对抑郁症病人而言，这整个过程都充满了问题。他们对爱人有着极为强烈的矛盾心理，也就是说，他在爱某人的同时，还深深地恨着他。弗洛伊德认为，任何关系都不可避免地会出现攻击性与恨，而病理性的状态则会加重它们的强度。对抑郁症病人来说，即便是最轻微的怠慢或轻视（通常情况下很难引人注意），都会让他们觉得原先的爱人变成了令人憎恨的样子，就好像爱人真的已经不见了似的。接着，他们迅速地把注意力转向自身，并在此驻足。结果是，病人与自己建立了一种特殊的关系，类似于病人与他曾经的爱人建立连接的模式，即带着强烈恨意的矛盾情感。这样的状态最终变成了自我憎恨。当抑郁症病人沉浸在自己一无是处的想象中时，原本朝向客体的恨意，现在也转向了自己（自我）。就像弗洛伊德所说的，抑郁症病人先前对客体的指责现在转移到自己身上了。

过度的憎恨似乎会让病人陷入充满敌意的关系而无法自拔，无论是先前与他人之间的关系，还是现在与自己的关系。相反地，在哀伤的过程中，对客体的爱会比恨强烈，从而出现非常不同的心理历程，当事人最终能够再次转向外在世界中的其他客体。而抑郁可被看作对客体过度强烈的憎恨所导致的哀伤失败。

因此，弗洛伊德在这篇文章中详细阐述了一个奇怪的现象：好像客体从当事人外部被真实地移到了当事人内部，并融入当事人的身份中。这一现象十分怪异，甚至可以说是疯狂。这个被憎恨（同时也被爱着）的旧爱移居到当事人内部，那些憎恨也转向了当事人的自我，因为当事人相信自己的旧爱现在已经待在自我里面。客体迁移至内部，并成为他人格的一部分，这个过程对病人来说，显得那么的真实。不仅仅是力比多被撤回，客体本身也被吸收进当事人内部。当事人的身份也因此变得混乱，开始呈现出一些爱人（同时被恨着）的特征。弗洛伊德把这个过程称为"认同（identification）"：客体被吸收，融入自我身份当中。随

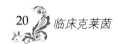

后，亚伯拉罕改用"内摄（introjection）"这个术语来指代这个过程。

上述关于"内化（internalization）"（"认同"或"内摄"）过程的观点，是多数弗洛伊德后期理论的来源。在1921年，他以"认同"这个概念为基础，修订了他的社会团体（social groups）理论。在社会团体中，将人们因为"黏合"在一起而变得团结的力量，正是一种大家共有的认同。团体中的所有人都会内摄同一个人（或同一种观点），来作为他们自己（或自我）最核心的部分。以教徒为例，他们聚集在一起是因为他们都把其教派信奉的神当作最重要的信仰，并各自将他放在心里。就这一点，弗洛伊德更进了一步：他发现，这种将客体内化的奇怪现象不仅仅是抑郁症患者的专利，在普通人身上以及平常的团体中，也常常会出现这样的现象。

随后，弗洛伊德于1923年提出了以"内摄"观点为基础的人格结构理论（structural theory），即本我（id）、自我（ego）和超我（super-ego）。处于俄狄浦斯期的孩子，不得不放弃自己深爱着的（受到性吸引的）母亲或父亲。弗洛伊德认为，需要经历同样缓慢的认同过程才能够完成这个情结，有点类似于抑郁症病人（melancholia）内摄客体的过程，父母被收回（内摄）到自我当中。他说，超我是"俄狄浦斯情结的产物"，被吸收进入自我后，成为自我的特殊部分，并在某种程度上独立于自我剩余的部分。超我也代表了父母的行为准则，拥有超我的人将会以自己爱父母和尊重父母的方式来爱或尊重他人。这个过程产生了一种新的客体，"内在客体（internal object）"（亦称"被内摄"的客体或"被内化"的客体）。弗洛伊德唯一关注的内在客体就是超我。

然而，亚伯拉罕却将这些观点带往了一个不同的方向。弗洛伊德的发展主要是理论层面的提高，他提出的人格结构模型，整合了俄狄浦斯情结和无意识内疚（受虐）的痛苦状态；亚伯拉罕的工作却一直放在临床上，他的理论是比较有限的。事实上，亚伯拉罕的临床观察暗含着深度的理论发展，不过这些都将留给后人，尤其是梅兰妮·克莱茵。接下来，我们来看看亚伯拉罕一些极为细致的临床报告。

客体的位置

"以心理障碍为依据的力比多发展初步研究"一文写于1924年，正值亚伯拉罕临终之际，可谓是亚伯拉罕思想最全面的表达。该文充分列举了各种关于投射与内摄的临床表现。亚伯拉罕对客体的命运产生了特殊的兴趣，这与通常情况下对本能变化的强调不同。在弗洛伊德的本能理论中，每种本能，每种本能成分，都会有（躯体的）来源、目标（做点什么）和客体（目标指向的人或事物）。弗洛伊德把重点放在来源与目标上，而亚伯拉罕改变了看法，认为重点是客体。更确切地说，精神病人对他们客体的兴趣驱动亚伯拉罕迈出了这一步。发生在他们客体身上的事情会引起精神病人焦虑性的兴趣，这个现象让亚伯拉罕开始强调客体的重要性。

关于客体移入或移出自体的幻想，在亚伯拉罕看来是具体有形的。他把投射与内摄的过程放在核心的位置。（提醒一句：这里的材料来自精神病患者，读起来会令人感到困惑。）

案例：肛门紧闭

一位有过几次抑郁经历的病人：

进入分析时，他刚刚经历了一次抑郁发作。这是一次严重的抑郁，出现在相当奇妙的情境中。这位病人在此之前曾钟情于一名年轻女子，并与她盟订婚约……不过，因为某些原因，他对她的喜欢变成了强烈的阻抗，最终以他彻底离开爱的客体收场。

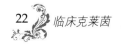

你将会注意到，这位病人离开自己的爱人，就等于"力比多从客体身上收回"。

> 在恢复期间，他与未婚妻逐渐建立起友善的关系，未婚妻也对他始终如一，即便他先前曾离她而去。

亚伯拉罕指出，随着病人心理状态的恢复（临床上的抑郁缓解），他重新寻回了自己的爱，病人的兴趣（力比多）可以再一次转向客体。

> 不过，一段时间后他的病情出现了短暂的反复，关于这次复发开始和终止的细节，我们都可以在他的分析中清楚地观察到。在病情反复期间，他对未婚妻的抗阻又清晰地重现了。

亚伯拉罕使用"阻抗（resistance）"这个术语，指的是指向未婚妻的愤怒。病人似乎在抗拒他自己的爱。从这个意义上来说，他失去了她。被爱的客体已经失去了，或者说感到已经失去了，因为她忽然间变成了一个令人憎恨的人。弗洛伊德的理论用比较客观的术语"力比多的方向"描述这个过程。而亚伯拉罕强调的是病人对客体的关心，他开始对丧失进行主观的描述。接着，他揭露了这种病情反复与主体和客体的某种特殊活动之间的联系：

> ……采取的形式之一是以下短暂的症状：在他的抑郁状态比通常更糟时，他会强迫性地收缩括约肌。

这是一个躯体症状——紧紧抓住肠子内的东西。联系到病人的抑郁阶段，亚伯拉罕认为，从病人的角度看，肠内大便代表的是令人憎恨的（低劣的）未婚妻，她正要从他身边悄悄地溜走。他尝试着紧紧抓住这个客体，就好像她真的位于他的身体里面似的。

亚伯拉罕使用弗洛伊德对抑郁患者丧失客体的描述，此外，他还特别指出，抑郁患者焦虑地想要修复已丧失的客体。他接着描述了病人想要紧紧抓住客体的另一种情况，即把客体放置在自己内部：

> 几天后，根据他自己的记录，他告诉我说，他产生了一种新的症状，好像接替了先前的症状。当他正沿着马路向前走时，他强迫性地幻想去吃街边闲置的大便。

这是一个令人厌恶的想法。但是，它同时也是一个很重要的想法。病人以他奇怪的方式，代替了把客体放置在自己身体里面的尝试。我们再一次看到，大便就等同于他心爱的（同时也是恨着的）未婚妻。所以，通过幻想吃大便，他内化了未婚妻（内摄）：

> 这个幻想原来是某种欲望的表达，他渴望把心爱的客体放回身体里面，这个客体曾是他通过排便的方式排出体外的。因此，我们的理论在这里得到了证实：潜意识把客体的丧失看作肛门期的过程，而内摄则是口欲期的。

亚伯拉罕认为，这类材料表达的是一种非常原始的方式，精神病人的心智通过这种方式将自己内部（或自体内部，在感觉上）幻想的世界与外在世界做连接。这种连接是通过"吃"这种躯体活动来实现的。此外，在这个病人身上，丧失可能会被躯体化地体验为排便。

这是一些不适宜的概念，通常看上去会有点牵强。不过，它们是在20世纪20年代探索精神病人那些令人费解的经验的尝试。亚伯拉罕反复强调的是，从失去和重获躯体所有物的视角，去看待失去和重获爱人的过程。在无意识幻想中，我们会相信重要的客体位于身体内部，于

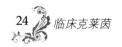

是，把事物（客体）摄入体内以及失去体内拥有物的躯体过程变得尤为重要。对于一些处于原始阶段的病人来说，这些客体被认为是真实存在的，可以像躯体客体一样被操纵。失去客体，在无意识经验中就像通过肛门把大便排出体外一样真实。

在某些重要的方面，亚伯拉罕的描述有别于弗洛伊德抑郁症（melancholia）论文中的观点，特别是他强调：客体在躯体中进进出出的复杂动作；对有形的内在客体的清晰体验（例如，就像大便等物质在直肠内的感觉）；这些幻想与口欲及肛欲本能（吮吸和排泄）的关系；以及躯体本能与活跃的客体关系之间的明显联系。亚伯拉罕描述的这些真实幻想是非常原始的过程，跟梦一样会使用伪装的形式。通过躯体活动的无意识幻想来表达爱、丧失和复原，这在很大程度上扩充了弗洛伊德关于抑郁病人的理论。由弗洛伊德超我理论延伸出的这些观点，创造了精神分析理论的新方向。

概括地说，亚伯拉罕描述的是精神病人如何参与到非常原始的过程中，这些原始过程有以下重要特征：关于人格及性格的无意识幻想的有形性；身体内部存在实体的信念；内摄机制与口腔合并幻想之间的联系；以及排便与投射之间的联系。无论这些观点看起来有多牵强，它们也不会比精神病人的心智状态更奇怪。在下一章，我会把注意力转向"无意识幻想（unconscious phantasy）"这个概念，它是20世纪20年代早期弗洛伊德与亚伯拉罕争论的焦点。我将再次尝试说明，幻想中与躯体感觉相关的无意识意义、经验和活动的根源。

第三章

✱

无意识幻想

亚伯拉罕在1924年论文中的进一步说明，揭露了无意识幻想超常的（常常是极端的）想象特质，这些无意识幻想隐藏在经验中，并赋予经验意义。我们在第二章曾看到无意识幻想如何根植于对躯体及躯体活动的体验。在随后的案例中，这些体验不仅仅是精神病人才会出现的心智错乱。目前发现的是，哀伤（mourning）的过程也会出现与抑郁症(melancholia)病人相类似的内摄过程(以及潜在的口欲期合并幻想)。该病人还涉及"同类相食（cannibalism）"的议题，"同类相食"这个概念源自内摄的观点——他人，爱或恨的客体，可以通过嘴巴"吃"进体内。这是一个通过躯体表达的概念或"幻想"，隐藏在内摄机制当中。

案例：表亲的受分析者

这位亚伯拉罕的病人是一名非精神病性的男子。在等待他的第一个孩子到来的时候，他的妻子开始生病，并且相当严重，孩子最终以剖宫产的形式出生：

> 我的受分析者被匆忙地唤回他妻子的身边，他到达的时候手术已经结束了，妻子和早产儿都没有获救。一段时间后，这位丈夫又重新回来找我，继续他的治疗。在他的分析中，尤其

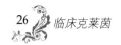

是分析重新开始不久后所做的梦中，都相当明显地呈现出：他以一种具有口腔－同类相食特性（oral-cannibalistic character）的内摄行为来应对痛苦的丧失。

厌恶进食是这段时间他最突出的心智现象，这种现象持续了几周。

我们会注意到，亚伯拉罕发现，无法进食的躯体症状与病人丧亲引起的情绪状态有关。他的案例显示，这种关联是一种无意识幻想，隐藏在情绪状态中。幻想是病人意识层面无法知晓的，由躯体来体验，会涉及嘴巴。在上一章中，病人吞下大便的幻想，代表的是通过将客体放置在主体身体内部来寻回爱人，尽管这个爱人同时也是他憎恨的。相比之下，这位病人的情况更为复杂，嘴巴的活动代表了两种同时发生的不同活动：破坏性（施虐性的）的啃咬；同时也是令人心碎的爱的举动。

（厌食）与他平常的习惯极为不同，像是抑郁症患者身上会出现的拒绝吸收营养的现象。某天，他的厌食现象消失了，晚上好好地吃了一顿。

症状减轻了，这与丧亲的痛苦有关么，是否预示着痊愈？如果真是这样，这个过程包含了几个步骤？"进食"又是如何发生的？在病人能够进食的那晚所做的梦中，亚伯拉罕发现了答案。

那晚他做了一个梦，梦中他正出席已故妻子的尸检。梦被分割成对立的两个场景。在其中一个场景中，被分开的身体重新黏合在一起，这位过世的太太开始显露出生机，他带着最热烈的愉悦感将她拥抱。在另一个场景中，解剖室的样子变了，他想起了屠夫店中正要被屠杀的动物。

弗洛伊德曾经发现，梦中平行的两个场景意味着两者之间的某种
联系，以及一些极为相似的意义。病人对这个梦所做的联想，也揭露了
这个梦的含义：

> 在分析中，病人对梦的联想带出了以下令人讶异的事实：
> 身体被解剖的情景让他想起了之前的晚餐，特别是他所吃的一
> 盘肉。

很明显，被解剖的妻子的身体似乎可以联系到屠夫的肉。在某种层
面上，肉似乎是不能吃的，因为肉是她的身体。这个梦把吃肉与屠杀已
死的身体（对躯体动手术）联系起来，暗示了在"吃"和"咬"的过程中
所蕴含的破坏性幻想。与此同时，梦中也出现了屠杀妻子的内容，所以
病人的这个梦也意味着别的东西——

> 吃掉已故妻子的肉体等同于让她重生。

这个梦将内摄（幻想通过吃把她放到他里面）的过程，联系到让死
亡的躯体重生这个令人喜悦的过程。复活的过程，就是通过吃掉客体的
方式，将丧失的妻子安置在他的体内。亚伯拉罕让我们看到，病人被可
怕的幻想占据时，会出现无法进食的症状，幻想中，他正在噬咬／解剖
／屠杀他的妻子，并最终被另一个不同的幻想所取代——满怀爱意地吞
食他的妻子，通过让她活在他里面的方式修复她。亚伯拉罕跟我们分
享的观点是：第二种幻想（充满爱意的修复）开始超越屠杀的幻想，病
人恢复了以往对待进食的态度。这种发生在他内部的充满爱意的修复，
似乎真的预示了病人从丧亲的痛苦中恢复——他修复了自己的爱人，如
今他以"爱的内在客体（loved internal object）"的形式，在内部拥有着她。

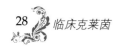

　　亚伯拉罕对这个梦的解读，回答了我们如何从丧亲的痛苦中恢复的问题。恢复的过程表现在梦中，即让爱人（病人的妻子）复活。不过，她现在是以内在客体（internal object）的方式活着，通过进食这一躯体过程来达成。进食的躯体过程结合了一种心理层面的摄入（mental taking in），即内摄（introjection）。躯体活动与心理幻想似乎有着某种连接。无意识幻想对心智的影响，与进食对躯体的影响一样强烈。

　　亚伯拉罕分析这个梦的方式，可谓是精神分析能够提供的这类证据的典型。它以弗洛伊德通过联想（本例中的联想比较简洁）来破译梦的方法为基础。梦中一连串的事物会呈现出一些关联。亚伯拉罕运用这个方法，展示了有关客体的故事或幻想在无意识层面的活跃性。本例中，无意识幻想对病人而言是那么的真实，以至于发展出无法进食的症状。恢复的过程包含了一个新的幻想：进食可以修复他的妻子，并让她以某种形式复活。这些无意识幻想是非常深奥的，精神分析师通过它们来挖掘潜意识心智的活动。它们表现出某种显著的对等性：在躯体的经验与活动（例如：吃），和与人的连接之间。

　　无意识幻想在精神分析理论与临床实践中起着极为重要的作用，尤其是对克莱茵学派而言。这些幻想是活跃的，预示着某种奇妙的自我觉察（self-awareness）——不过肯定不是意识层面的觉察。这位病人哀伤的过程（关于他的心智正在做什么），似乎包含了这些原始的潜意识概念。通过把客体吃掉的方式修复客体，这样的想法远离人们的意识，不过从病人的梦中可以看出，他的心中确实存在这样的念头。如果放任这些幻想出现在意识层面，那会显得相当疯狂。或许，对精神病人而言，这些原始的幻想并不像常人那样远离意识。而且，在第二章的案例中（*肛门紧闭*），它们显然没有用伪装的象征符号来编码（像梦中那样），也没有被有效地引导形成能够被社会接纳的活动（例如：成为一名真正的屠夫）。

出生时的心智

上述无意识幻想与人的生理结构非常相近，它们代表了最早的、因此也是最原始的心智功能。按照这种观点，无意识幻想中的客体关系构成了新生儿的心智活动。它们是最原始的经验，后续的生命、心智以及发展都将由此展开。这些经验具有根本的重要性。尽管由精神症状呈现出来（正如在"*肛门紧闭*"的例子中），精神分析师们认为，这些无意识幻想构成了婴儿的经验，也许可以追溯到婴儿的出生，同时蕴藏在日常的梦境中，正如*丧亲的受分析者*这个例子所呈现的。

我们通常直觉性地认为，婴儿能够在心理上意识到自己的感觉，同时通过哭泣、挣扎等行为简单机械地回应。问题是：作为成人的我们，在多大程度上能够了解它们呢？又或者说，用我们的言语来描述它们？我们所熟悉的关于婴儿前言语期的经验，常常会受到普罗大众的质疑。这是因为婴儿无法直接表达自己的经验。在早期阶段，感知觉和躯体经验是非常原始的，还没有沾染任何家庭与社会所赋予的意义，因而，需要大人的想象力来感受婴儿可能会有的经验。下面是让·李维业（Joan Riviere）试图要表达的此类经验：

> 如果无法立即获得他们渴望的乳房，婴儿的攻击性便开始累积，直到超过身体容量的上限，攻击性会随着痛苦的感觉自动排放，而排放的过程本身就会引起极端不快的感觉。窒息的感觉将孩子淹没，泪水蒙蔽了他的双眼，震耳欲聋，如鲠在喉；他的内脏开始绞痛，他的排泄物将他灼伤。对婴儿弱小的自我而言，这种带有攻击性的焦虑反应，作为武器显得太强烈了，很容易变得无法控制而最终对自我产生威胁。（Riviere，1936a，p.44）

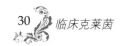

躯体部分饱受折磨。在这个描述中，谈及的不仅仅是一种机械的反应，神经条件反射与受苦的婴儿是一体的。似乎这是我们在理解生理结构和心理体验的相关性时，能够企及的深度。通常，精神病学对此的理解是：精神病人最根本的大脑生理缺陷与心理上的发展困境有关。在婴儿发展的早期阶段，生理与心理之间会发生交汇，两者之间的区分也常常是模糊的。精神病人严重的心理缺陷会以躯体化的形式呈现在无意识幻想中，指向一种极早期的心身功能残余。在某种意义上说，精神病人的原始特性，与婴儿心智的原始特性有些类似。我们将会在第七章，看到精神病人与婴儿早期生活无关的其他特殊方面。

案例：小女孩与鞋子

除了根据临床证据进行推断以外，还有另外一种方法可用于追踪幻想首次出现的发展阶段。本例中，苏珊·艾萨克斯（Susan Isaacs）便应用了这种方法。她在非常年幼的孩子（20个月大）身上观察到一种症状：对破鞋的恐惧，随后对此做出了解释：

……一位言语发展滞后的小女孩，在她1岁零8个月大时，看见妈妈鞋子的底部有所松动，鞋底与鞋子之间正在一开一合地拍动。孩子因此受到了惊吓，恐惧地尖叫着。之后的一个星期，只要她看到妈妈穿任何鞋子，便开始回避和尖叫。一段时间内，她都只能容忍妈妈穿一双颜色鲜亮的拖鞋。而那双令人讨厌的鞋子，妈妈几个月都不可以再穿。渐渐地，孩子忘记了恐惧感，能够允许妈妈穿任何类型的鞋子。但是，在过了2年零11个月后，她忽然用害怕的声音对妈妈说，"妈妈你的破鞋子在哪里？"因为担心她会再次尖叫，母亲急忙说，她已经把它们丢掉了。接着，孩子说，"它们原本应该已经把我吃掉了。"

由孩子后来所说的话，可以清晰地辨识出一种原始的口欲期幻想。恐惧出现时，这些前语言期的幻想是非常活跃的（1岁零8个月）。她把底部破损的鞋子看作一张危险的嘴巴。对她而言，这是非常真实的，正如在非常早期的阶段，幻想在婴儿的感觉中是完全真实的一样。小女孩的记忆并不是一些话语，也不能用语言来表达：它是记忆中经验到的被吃掉的恐惧（在她能够开口说话之前的经验）。只有到了晚些时候，这样的记忆才能够用语言来表达。如果没有语言，表达的方式就会非常粗鲁——尖叫。不过，幻想本身似乎是非常有条理的。

随着语言的发展，恐惧最终被言语思考所代替，最初感到完全真实的潜在"无意识幻想"，也试图寻求象征层面更平静的表达。在这个案例中，从现实到幻想的转变代表了婴儿发展的一个重要步骤，不过，这个步骤的摇摇欲坠*也出现在精神病的心智运作中，且是精神病状态的突出特点（见第十一章象征化部分）。基于各种意向和目的，这些无意识幻想常常会被忘却。不过，一些案例，如丧亲的受分析者，会让大家了解到，这是一种非语言的、原始阶段的幻想生活，与躯体活动有关，也从未被我们放弃，总是以一种潜在的、无意识的方式存在着。

无论这些观点看起来有多牵强，就扩大可被分析群体的范围而言，这样的观点是非常实用的，它们加深了对所有病人的精神分析工作。在下一章，我们将会看到梅兰妮·克莱茵如何探索这些远离人类经验的层面，以及由此获得的理解。一些读者可能希望跳过本章附录中假设性的描述，直接进入第四章的临床材料。

---

* 指对于精神病患者来说，他们很难顺利完成这个步骤。——译者注

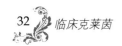
附录：最早期的客体关系

克莱茵学派精神分析师晚期思想中最基本的观点是：心智由大量幻想中的客体关系混合而成。一些标示性的临床材料将会对此做出说明。不过，在进入临床材料之前，我先简单地介绍一下理论的发展。克莱茵学派分析师构建的理论，涉及的是生命最早期的时刻，希望能够重新获得这些"无法证实"的经验。

婴儿一出生，便建立了吮吸反射。因此，如果母亲的手指触碰它的脸颊，婴儿就会将它的脸转向刺激，同时它的嘴唇开始吮吸。这个活动是出生后立马就出现的，是与生俱来的，所以用"反射"这个术语为它命名。不过，婴儿真能体验到脸颊被触碰的刺激吗？肌肉与嘴唇的活动能够形成一种经验吗？总的来说，大多数人在直觉上愿意相信，婴儿的确拥有一些有关反射的经验成分（积极的与消极的）。在以后的生活中，例如引起饥饿的感觉，毫无疑问来源于躯体预先形成的生理特征，却有着明显的心理体验。如果我们认可出生时的经验，那么我们似乎必须接受它有一些生理的根源——先天的含义。因此：生理活动总是带有预先形成的心理意义。如果在非常早期的阶段这是正确的，那么意义也必须出现在躯体活动上。"幻想是心智必然的结果，是本能的心理表现"（Issacs，1948，p.83）……"无意识幻想首先涉及躯体，代表了朝向客体的本能目标"（同上，p.112）。

对于不承认婴儿可能拥有心智的人，我们讨论的这些现象会成为神秘的事物。而对于愿意承认的人，他们仍然需要面对其他难以克服的神秘性，如果婴儿能够经验到吮吸时发生的事，我们就不得不问：这对它而言是一种什么样的经验？婴儿无法拥有成人关于乳房的概念，也不能像成人一样了解喂养的过程、吮吸与饥饿的时候发生了什么，等等。但是，如果这些过程能够被体验到，它们必须具备可被婴儿心理层面理解的特征。这些特征是什么呢，我们如何才能接近这样的经验？

苏珊·艾萨克斯（Issacs, 1948）的论文，是试图定义并为这些无意识幻想的特征分类的里程碑。她长期的调查可被概括成以下几点：

1. 本能，来自肉体的刺激，在心理上呈现为无意识幻想中的客体关系。

2. 无意识幻想拥有先天的形式，包含了一个主体，一个有目的的客体，以及一段关系（关系中，主体希望根据客体的目的为客体做一些事情）。

3. 有一些先天的、原始的区分：(a) 客体位于主体的内部或外部；(b) 客体对主体的目的，不是善意的，就是恶意的。

4. 根据躯体唤起的感觉来识别不同的客体及关系：例如，饥饿与喂食，温暖与冷淡，满的膀胱与空的膀胱等。[注意——这些与上述 3（a）和 3（b）相匹配]。

5. 无意识幻想最初被体验为躯体感觉，随后是可塑的形象与戏剧性的画面，最终通过语言来表达。

例如，一个婴儿因为饥饿的躯体感觉来袭，胃壁摩擦，产生了不悦感。用最原始的方式，这可能会被看作一个恶意的客体正在胃里面制造痛苦的感觉。想象中恶意的客体，对婴儿来说是非常恐怖的。恐怖活动是——遭到恶意攻击的体验（尤其是来自内部的，恶毒的人位于内部）。婴儿无法清晰地表达这些经验，需要具有共情能力的成人去识别婴儿对于恶意的恐惧，这样的经验才能转化成唤起情感的语言，正如让·李维业生动的描述，婴儿对自己躯体感觉的恐惧经验。

相反，带着愉悦的经验，客体被认为是具有好的意图的，会让婴儿感到安全、有活力、充满喜悦。

尽管这个术语叫"无意识幻想"，婴儿却把客体经验成全然真实的，

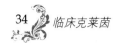

完全不是想象的幻想。客体的恶意后来被体验为我们口中的"恐惧感"，客体的善意则被体验为"喜悦感"。重点是，这些经验最初的形式，是与恶意或善意的客体的关系。这些先天、原始的概念，称为"无意识幻想"，远离作为成人的我们，是我们无法企及的，只能从精神病人的症状、梦，以及年幼孩子意识中的幻想了解到（推断出）。

第二部分　梅兰妮·克莱茵的贡献

第四章
✳
儿童分析的方法

梅兰妮·克莱茵的贡献持续不断，到了20世纪40年代以后，这些贡献的累积让她和追随者一起开创了精神分析理论与实践的独立学派。基于先前20年的工作，她开发了一种非常有效的治疗方法，将精神分析应用于非常年幼的儿童（小到大约只有3岁）。她的才华主要来自三个方面：首先，她能够认识到由自己开创的治疗工具的效能；其次，她与亚伯拉罕一样有着异常敏锐的临床观察能力；最后，她能够洞见自己临床观察的深远意义。在随后的几个章节，我们将会看到她所开创的方法、她的临床工作所蕴含的理论与实践意义，以及由她的临床工作获得的发现。

克莱茵把她的治疗方法称为"游戏技术（play technique）"。早在1920年，她便已经开始发展这种方法。我们先来看看这种方法对"早期分析（early analysis）"技术的贡献。"早期分析"是克莱茵的术语，用来强调分析年幼儿童时所需要的特殊技能：

> 在诊疗室的矮桌上，我会放一些简单的小玩具，例如小木雕男人和女人、车子、马车、机器玩具车、火车、动物、积木和房子，我也会放一些纸、剪刀和铅笔。我认为即使非常矜持的小孩，也至少会看玩具一眼或碰它们一下。（Klein，1932，p.16）

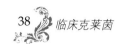

在治疗的过程中，孩子会拥有一个游戏室内的储物柜，用来保存一套专属于他的玩具。克莱茵发现，受邀开始玩游戏的孩子很快就能够表达急性的焦虑。而游戏的内容所呈现的焦虑，其强烈程度常常让克莱茵烦躁不安。被使用的玩具也包含很多男性或女性人物，清晰地呈现了被分析者与这些客体的关系，以及这些客体之间的关系。克莱茵用亚伯拉罕分析成年病人的方式来理解这些关系与结构：游戏呈现的内容展示的是病人心中活跃的潜意识幻想。正如我们即将看到的，克莱茵认为玩具人物的命运与孩子的担心有关，孩子生命中的重要他人与孩子之间会真实地发生一些让孩子担心的事情。

克莱茵会非常直接地跟孩子谈论他的担心，太直接的方式有时会显得有些鲁莽。因为我们的直觉反应常常是用抚慰性的语言来帮助孩子消除恐惧或疑虑，告诉他们不要担心。相反地，克莱茵十分认真地对待孩子的话，她发现，如果对游戏意义的理解是对的，被这样认真对待的孩子大多都能非常热烈地回应，他们的焦虑也会得到缓解："我观察到，焦虑反复地因为我的诠释而得到缓解，这会加强我的信念，即我工作的方向是正确的"（Klein，1955，p.122）。她的意思是，令孩子担心的实际上是一些别的东西。这些担心在成年人看来并不现实，却符合儿童自己的逻辑——是弗洛伊德在梦中发现的真相，正如我们先前所看到的，亚伯拉罕在精神病人的症状中也发现了这一点。克莱茵希望能够了解属于孩子的逻辑，并为他们提供帮助。她认为，她在焦虑的游戏中发现了同样的**潜意识**内容。因此，当她谈及儿童的游戏时，她会将这些与她所认为的孩子心智深层（无意识）的意义联系起来。

她的工作从病人的游戏开始，随后赋予清晰的直接诠释，这可能会引起孩子进一步的游戏，对诠释做出回应。在本章的案例中，我们将会看到，**"焦虑—诠释—回应"**这样的顺序会反复地出现。

我们现在来看一个关于游戏技术和诠释过程的案例。在这个案例中，克莱茵的诠释最初是很简单的，在报告的两次会谈之后，她开始对更深层的焦虑进行工作。起初，孩子的游戏由于受到焦虑的影响而严重受限，不过克莱茵的工作会让他变得自由。焦虑的缓解、人格特质当下的改变以及孩子游戏的内容，这些都是克莱茵评估她的诠释是否有效的重要指标。

诠释与回应

现在，我们可以看到，克莱茵描述她的临床技术时所谈到的与病人相关的诠释。我们会把注意力集中在"焦虑—诠释—回应"这个程序上。尽管当时（1920年）构建诠释的方法与现在（在本书第三部分我们将讨论技术的发展）略有不同，它们在原则上都是试图将隐藏或部分隐藏的想法、情绪（尤其是焦虑）和关系用意识化的语言表述出来，也就是说，向孩童说出那些不能够被言说的内容。与孩子工作，像是与病人一起做事（甚至是**对**病人做一些事情），这与成人精神分析不同，后者更倾向于谈论事物（speak about things）。不过，值得注意的是，新的认识在多年以后（我们将会在第三部分中看到）出现了，即成人精神分析也是与病人一起"做事"。

案例：游戏受抑制

在20世纪20年代早期，3岁零9个月大的彼得正在接受克莱茵的治疗。彼得很难处理好与母亲的关系，一靠近母亲就会产生强烈的矛盾情感。他也很难忍受挫折。在克莱茵的描述中，

他的游戏过程完全受到抑制，给人一种极度羞怯、伤感、不像男孩子的印象。有些时候，他会表现出攻击性的行为，态度有些轻蔑，同时他也很难与别的孩子融洽地相处，尤其是他

的弟弟。

她与彼得会谈开始时的情景如下：

> 第一次会面刚开始的时候，彼得拿起玩具马车与汽车，先把它们前后放置，再把它们并排放置，就这样重复摆放了几次。期间，他拿起两辆马车，用一辆去撞另一辆，于是马蹄碰到了一起，这时他说："我有一个新的弟弟，名叫弗里茨。"

这里呈现的是一位正在游戏的孩子，看似天真无邪、无异于常人，不过随着游戏进行到最后，我们看到了他的一些担心（与他弟弟有关）。克莱茵原本可以通过询问，更多地了解他的弟弟，不过她没有这么做，而是选择聚焦在他的游戏上：

> 我问他这两辆马车正在做什么。他回答说"这样不好"，并阻止了两者的相撞，不过很快又重新开始了。接着，他用同样的方式把两匹玩具马撞在一起。

以上描述让人逐渐对彼得的游戏有了印象。我们应该可以注意到当中重复的程度。这真的不是非常富有想象力的游戏，因为你可能会发现一些其他孩子的游戏总是流动着充满活力的创造。而在彼得的游戏中，玩具被前后或并排放置，或是撞在一起，并且一遍又一遍地重复着这样的摆放。这就是克莱茵所谓的游戏受到"抑制"。这种抑制也反映在他们的互动中：克莱茵问他马在做什么，他回答"这样不好"并停止将马相撞。抑制的过程就在分析师的眼皮底下发生。在小彼得的感受中，一些不为我们所知的东西是不好的，这可能与他停止游戏的举动有关。事实上，这段材料引发了我们关于某种因果联系的假设——因为某事（马儿相撞）是不好的，他的游戏便受到了抑制，尤其是当分析师注意到马儿相撞时。

不过，撞在一起意味着什么呢？游戏的抑制真的会跟游戏的某些特定内容有关吗？尽管游戏受到了抑制，也很贫瘠，游戏中真实的敲击和碰撞，可能代表了与抑制相关的一些**无意识**因素。对于上述问题，人们会提出各种可能的答案——例如，一些攻击性的行为或是性行为。

我们可能会期待，一个焦虑的孩子能够在会谈一开始便通过游戏呈现出当下他最关心的议题。就彼得而言，他的担心（不好的东西）是通过让两匹马相撞来呈现的。当有人（分析师）注意到这一点时，他可能会觉得自己有机会对此做点什么了。不过，克莱茵的注意也让他感到担心——于是他抑制了自己的游戏。从这层意义上说，彼得可能处在想要跟人沟通他的担心和试图抑制这些担心的冲突当中。分析师注意到他想要沟通的欲望，问他马儿在做什么。克莱茵在报告中提到，停止将两头玩具马相撞一会儿后，他又重新开始撞击游戏：

> 对此，我说："看这里，两匹马其实是两个人，他们撞在一起。"最初，他的回应是："不，那样不好。"

分析师试图就彼得的撞击游戏展开对话，诠释说，他正沉浸在一些人以及他们之间的关系中。在这个诠释中，克莱茵暗示玩具代表的是人，而撞击代表了这些人之间的活动。

这一次，彼得的回应听起来非常熟悉，这是个有趣的现象。他首先说"不"。这预示着抑制即将出现吗？也可能只是表达不赞同。不过，他接着重复了先前焦虑的评论——"那样不好"。出现相同的话似乎是有意义的，不过意义是什么呢？第一次说这句话与克莱茵对游戏的评论有关，当时他正在玩玩具马车，而这次是与人有关。似乎玩具马车、（玩具）马与人，它们之间存在着某种联系。在无意识层面，相似的回应好像是它们之间的连接，同时也预示了诠释的有效性——玩弄马车和马儿，象征着让人撞在一起。因此，相较于话语的字面意思，我们更需要关注说话的地点以及与话语相关的内容。他下一步会怎么回应呢？彼得接着说：

> ……（他）补充说："两匹马已经撞在一起了，现在它们要去睡觉。"接着，他用砖块将它们盖起来，说："它们现在彻底死了，我已经把它们埋了。"

第一次治疗就此结束。在治疗的整个过程中，似乎游戏和活动的数量有些偏少。不过，这是个受抑制并总爱重复的孩子。不管怎样，治疗似乎有了一些进展，从最初重复机械化的撞击，到后来出现稍具想象力的想法——"马儿死了，埋葬它们"。事实上，克莱茵的诠释将马儿与人做连接后，游戏有了进展，也小规模地出现了短时间的自由想象。

在第一次的治疗中，分析师也分外小心。由于游戏非常贫瘠，她必须放慢治疗的步伐，小心谨慎。当彼得表示同意，"是的，那是两个人撞在一起"，我们需要评估他的赞同所表达的意义。我们会说，他在最后勉强同意一位看似具有支配地位的大人的看法，所以他意识层面的赞同不是真的很有意义。真正起决定性作用的是游戏继续进行的方式。如果他的抑制能够暂时性地被解除，这比任何意识层面的"赞同"都要重要。抑制解除代表的是他更深层的回应，不仅仅是勉强同意。

这种情绪氛围的变化是克莱茵的兴趣所在。为什么会发生这样的变化，可以从游戏内容指向的细节看出。在这点上，游戏的**内容**涉及死亡。我们听到的后续的游戏材料，是第二次治疗的内容，延续了第一次治疗的单一、受抑制性和重复性。

> 在第二次治疗中，他马上将玩具汽车和马车摆放成与先

前一致的两种形式——前后或并排，与此同时他再一次将两辆
马车相撞，接着是两个火车头——正如第一次治疗中那样。随
后，他将两个秋千并排放置，指给我看中间会摇晃的链子，说：
"看它怎么晃动并碰撞。"

彼得匮乏的游戏（受抑制）因为增加了秋千而略微有所改变，他指
出了一些需要被注意的事物，一些晃动着、碰撞着的事物。似乎他正
在试着传达一些特殊的含义。他真实地向克莱茵展示玩具的一些方面
以及玩具在做些什么，这让克莱茵感到惊讶。值得注意的是，玩具在撞
击。于是，她进行诠释：

> 我指着"摇摇晃晃"的秋千、火车头、马车和马儿，说，
> 每一对玩具都代表了两个人——爸爸和妈妈——正在将他们的
> "某样东西"（他用来指代生殖器的词语）碰撞。他反对说："不，
> 那样不好。"

克莱茵的诠释为孩子提供了一种假设。引出前一天"玩具可能代
表的是人"这个诠释后，她现在开始列举具体的人——他的妈妈和爸爸。
而且，因为他展示了秋千正在晃动和碰撞的部分，她认为他正在试图谈
论生殖器，并关注它们的活动（碰撞）。这是诠释的部分。现在他的回
应是"不，那样不好"。为了回应克莱茵的兴趣，他又说了一天前曾说
过的同样的话，这与游戏受抑制的现象似乎有着某种特殊的联系。让人
很难不下结论：她的诠释确实触及一些让他担心的事物，他需要去处理
"他的父母待在一起"这件事。父母正在用生殖器做点什么，这是非常
扰人的。或许，他觉得爸妈的生殖器正在进行某种极具攻击性的互动，
当然这只是一种推测。所以，我们可以看看他接下来的回应：他先是否
定——"不，那样不好"。

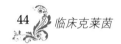

不过，他继续将马车相撞，说，"他们就是这样撞击自己的'东西'的"。说完这句话，他马上将话题转向他弟弟。

意识层面的肯定再次出现了，或许这是一种默许，不过也提到了他弟弟，指向与他的焦虑相关的某种重要连接，事实上，克莱茵也已经注意到这种模式了：

正如我们在第一次治疗中所见到的，他将两辆玩具车和两匹玩具马分别相撞，接着说他获得了一个新的弟弟。因此，我继续诠释说："你认为，爸爸妈妈将他们的东西撞在一起，这是你的弟弟弗里茨来到这个世界的方法。"

新的诠释指出，彼得正专注于探索弟弟是如何来到这个世上的，并有了一些想法，弟弟的到来和他爸爸妈妈有关，不是出于他们之间的关系，而是因为他们的生殖器。这样的想法似乎非常扰人——这是"不好的"活动。由于先前的治疗还涉及死亡，或许是因为在他的脑海中，父母的这种活动会让他们死亡，然后他会将他们埋葬。我们很可能会再次出现疑问：克莱茵关于彼得游戏的假设是对的吗？对于这个问题，最好的检验就是彼得的回应。下面是克莱茵的报告中彼得进一步的游戏：

现在，他拿起另一辆玩具马车，将三辆同时撞在一起。我诠释说："那是你的东西，你想要让你的东西与你爸爸妈妈的东西一起相撞。"他随即增加了第四辆玩具马车，说："那是弗里茨。"接着，他将两辆小马车各自放到一个火车头里，指向一辆马车和马，说"那是爸爸"——把另一辆放在它的旁边——"那是妈妈"。他再一次指向代表爸爸的马车和马，说"那是我"，接着指向代表妈妈的马车和马，说"那也是我"，通过这种方式，说明他认同正在性交的父母双亲。在这之后，他重复撞击两辆小的玩具马车，并告诉我说，他和弟弟如何让两只小鸡进入他们的卧室，以便它们能够平静下来，但是，它们却在那里喧闹并随地吐口水。"他和弗里茨"，他接着说，"不是粗鲁的男孩子，不会乱吐口水。"

对于最后一个诠释，彼得用完全不同的游戏来回应，与前两次治疗中的所有游戏都不一样。一个小孩，在想象层面可以接触各种事物，想象的人物之间有着各种不同的关系，以及更丰富的次序。克莱茵注意到，游戏从一开始受到抑制，发展为现在更富有想象力的方式。她也希望由此向我们展示，对孩子的焦虑进行直接诠释会产生作用。在这个案例中，她感到非常确信：彼得焦虑的是，父母的性交生出了弟弟。也许彼得还觉得父母正在进行一种非常具有攻击性、非常危险的活动，会导致不愉快的结果——死亡与埋葬。

这则游戏材料中，"游戏—诠释—回应"这个序列更明显了。克莱茵认为，我们所看到的变化，有力地证实了她的精神分析技术能够有效地帮助儿童。在彼得的幻想中，他的弟弟是父母撞在一起的结果，这样的想法同时伴随着相当多的焦虑，以及指向父母的令人害怕（"不好的"）的愿望。不过，通过把这些幻想变成语言，克莱茵让彼得学会用更生动、直接且更富有想象力的游戏来表达自己，来回应克莱茵的诠释，虽然到目前为止，他的游戏还是相当的拘谨。很明显，对于这个年纪的彼得，他对父母之间的生理活动感到相当的困惑，只有互相"碰撞""敲打"和一起"吐口水"这样的概念。在之后的一个案例中，我会再次谈到彼得，现在我想要先谈谈这些诠释。

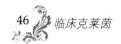

早期的诠释

尽管克莱茵确信她治疗的结果证实了她的技术是有效的,有人却不这么认为。在他们看来,对深层无意识焦虑进行诠释所带来的儿童在游戏过程中的改变,是因为这些诠释**加深**了小孩的焦虑。或许可以说,彼得明显变得更自由的游戏,只能说明他的焦虑更强了。这样的争论变得高度技术化。直到1926年,克莱茵陷入一场白热化、有时甚至有点尖酸刻薄的辩论中,辩论的主题是:直接跟年幼的孩童诠释无意识与俄狄浦斯情结,这样的做法是否明智。

安娜·弗洛伊德(Anna Freud)也发展出一种分析儿童的方法。尽管她开始从事儿童分析工作要比克莱茵晚些,她却得到了她父亲和在维也纳的正统精神分析机构的支持。她辩论的主旨转向儿童与精神分析师建立连接的方式。那时候,她工作的原理和所有分析师一样,认为精神分析的力量在于加强病人对精神分析师本人的正向情感。对分析师的爱,能够克服潜意识意识化的痛苦所引起的阻抗。只有病人足够爱分析师,他才能够认真采纳精神分析师那些令人感到痛苦的诠释。20世纪前四分之一时期的精神分析理论,都在描述如何在心灵战场上运用这种移情的爱,它们常常被比作强有力的军人指环。这股爱的力量,是一种移情,来自当事人年幼时的经验与渴望。"移情"这个术语的使用,始于弗洛伊德治疗朵拉所遇到的困难(见第一章)——指的是情感来自对另一个发展阶段中的另一个人的情感。例如,精神分析师像病人儿时的父亲一样被爱着,他变成了一个新的父亲—人物(father－figure)。这对实践而言有着重大的意义。在病人能够接受诠释之前,必须先建立具有强烈正向情感的移情。

这种20世纪20年代的观点(心理驱力被平衡的方式),来源于成人的精神分析,也引发了一种关于儿童分析的特殊看法。安娜·弗洛伊德声称，移情的方法无法在儿童身上使用。她认为，3岁的孩子还没有脱离原始爱的阶段（period of original love），而移情却是以这个阶段为基础的。孩子无法转移这份爱，因为这份爱正处于当下（不在过去）。当时类推的方法是，移情是过去的爱的"新版本"，所以直到过去的爱耗尽，才有可能出现新的版本。

儿童爱着当下的父母，因而无法像成年病人那样对分析师产生孩子般的爱。于是，安娜·弗洛伊德相信，必须仰仗其他的方法，来获得儿童接受诠释的意愿。她认为，精神分析师必须做两件事：首先，基于现实（并非移情）培养孩子足够正向的情感；其次，真实地提供带有教育及训练特质的父母功能。安娜·弗洛伊德还告诫大家，在做诠释之前，必须得先建立儿童分析中这种特殊的关系，作为预备工作或热身阶段。她也激烈地批判克莱茵在分析一开始就做诠释的做法。当然，她这么激烈，也是因为对儿童做有关性的诠释，会让她自己相当的焦虑。她们的争论延续至今，虽然双方的理论都有所改变，所谓的"热身"阶段也不再被认为是必须的。

如此清晰地跟儿童谈论性及谋杀的幻想可能会让人产生反感，这是阅读克莱茵的诠释会产生的反应。如果我们试着放下激烈的反应，将目光转向证据，我们会看见安娜·弗洛伊德与梅兰妮·克莱茵两位女士，通过呈现临床证据来支持她们各自的观点。我的解释仅限于克莱茵的证据，虽然带着同样好奇的读者，可能会想要阅读安娜·弗洛伊德清晰的美文["儿童分析四讲（Four lectures on Child Analysis）"，1926]。不管怎样，争论已经相当过时了，我的目的是继续看克莱茵的方法，以及这些方法对当今议题的贡献。

1926年关于预备阶段是否必要的辩论，要求双方提供支持性的临床材料。克莱茵将一些儿童的案例作为重要的证据：最初，跟他们建立连接是困难的，他们无法与分析师形成积极的关系，会立即进入一种完全相反的关系模式：充满着怀疑与敌对的关系。这被称为负性移

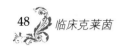

情（negative transference）——憎恨、愤怒与恐惧。在下一个案例中，我们会看到克莱茵努力与持续抗拒她的孩子建立正性的连接。她通过两种方法克服孩子的消极性：首先，她试着通过哄的方式，培养友好的氛围，激励并诱导她进入游戏与对话——也就是说，一个"热身"阶段；随后，她尝试深度的诠释。结果令她感到惊讶。对露丝的治疗发生在1924年。

案例：焦虑的露丝

露丝4岁零3个月大，是一个情感非常两极化的小孩，她一方面过度固着于她的母亲和某些女人，但另一方面，又不喜欢其他人，特别是陌生人。她会有焦虑发作的情况，她的焦虑也很广泛。克莱茵感兴趣的是，这个小孩极度讨厌作为陌生人的她，并回避她，克莱茵将如何跟她建立连接。在很小的时候，她就无法适应新的保姆，也不易和其他小朋友交往。

> 在第一次治疗历程中，她完全拒绝单独和我留在房间里。我因此决定邀请她的姐姐在分析过程中和她在一起，我企图借此建立一个正向移情关系，为了可以渐渐和她单独相处……

这里，克莱茵报告她试图采用安娜·弗洛伊德的方法：获得正向的移情。不过，她无法跟孩子接触：

> ……但是我的所有企图，例如和她一起玩或是鼓励她讲话，全都徒劳无功。她只面对她的姐姐玩玩具，完全忽略我的存在（虽然她姐姐没有任何反应）。她姐姐告诉我，我的努力是白费的，即使我整周都见她，而不只是每周见她一次，我也无法获得这个小孩的信任。

　　他们或许已经放弃。因为有各种各样的可能性：或许这个孩子是无法被分析的（unanalysable）；或者我们会好奇分析师是不是正在强加一些东西给她。不过，克莱茵坚持继续治疗，这一次她使用了自己偏爱的方式——简单直接地对孩子做诠释：

　　　　因此，我发现必须使用别的方法，这个方法再次证实诠释对于降低病人的焦虑及负向移情的效果。有一天，露丝再次只把她的注意力放在她的姐姐身上，她画了一个杯子，里面有一些小小的圆球，上面画了一个盖子的样子，我问她这个盖子是做什么用的，她不回答我，她的姐姐重复问了我的问题之后，她说那是为了"让球不滚出来"。在这之前，她曾去翻动她姐姐的包包，然后紧紧地将它合起来，并说："这样所有东西不会掉出来。"她也拿起姐姐包包里面的小皮包，做了同样的事情，为了让铜板可以安全地留在里面。

　　克莱茵在这里描述了一个在游戏中重复出现的模式：将东西留在另一件东西里面，防止它们掉出来。她提到，这样的活动模式似乎持续了一段时间：

　　　　我因此冒险告诉露丝说，杯子里的球、皮包里的铜板和袋子里的东西，代表的都是母亲里面的小孩，她希望把他们全部都关在里面，所以就不会再有弟弟和妹妹了。这个诠释的效果非常令人震惊，露丝第一次开始注意我，并且开始用一种比较不约束的方式玩不同的游戏。

　　很明显，克莱茵提供这则材料是因为她的诠释对这个难应付的小孩产生了影响。坦白说，诠释似乎有点粗暴，不过触及一个吓人的无意识幻想，孩子的行为完全改变了。因为分析师在无意识层面提供的理解，露丝开始以不同的方式跟精神分析师建立连接：她第一次开始注意克莱茵。行为的改变预示着诠释对孩子而言**是**有意义的。的确，这是**唯一**有意义的接触，能够带来的改变，是诱哄与友善的态度无法促成的。我们再次看到"焦虑—诠释—回应"这个序列的重要性。这个诠释令人惊讶的效果不同于（克莱茵认为，更重要于）直接与孩子建立积极情感的尝试。回顾1926年，克莱茵为自己的方法辩护，在我看来，对露丝的分析是她最突出的论据。

现在，孩子变得更积极、更愿意接触分析师，克莱茵进一步开始探索她的妒忌（jealousy）：妒忌是如何与孩子身上极度强烈的恐惧联系起来的呢？答案慢慢地浮现出来。我们会看到三周后的另一次会谈，当时露丝的姐姐生病了。带着极大的困难，露丝设法单独与克莱茵待在一起。克莱茵再三地试图用慈母般的方式安抚她，怂恿她跟她一起玩，但是她就是无法做到。接着，克莱茵开始跟自己玩，并向这个极度惊慌的孩子解释她正在做什么：

> 我开始玩起她前几个治疗时段所玩的游戏，在我玩完这些游戏的同时，她已经开始在水槽边玩了起来，喂她的洋娃娃，并给它们一大盆的牛奶喝，等等。我也跟着她做一样的事，我将一个洋娃娃放在床上，告诉露丝我将要给它一些东西吃，然后问她要给它吃什么东西，她停止尖叫，回答说："牛奶。"然后我注意到她将她的两根手指伸进嘴巴（她在睡觉前会习惯性地吮吸她的手指），但立刻又移走，我问她是否想要吮吸自己的手指，她说："是的，但是要坐好。"我觉察到她想要重新建构她每天晚上在家里所发生的一些情景，所以我让她躺在沙发上，并根据她的要求为她盖上一条毛毯。

我们看到克莱茵继续努力跟孩子建立连接，她们之前曾通过玩儿童游戏获得一些密切的关系。这对露丝而言似乎意味着什么，她回应了，尽管简短且带有恐惧。分析师感觉到孩子正在尝试表达一些东西，似乎这让露丝觉得她有一些可以沟通的盟友。接着，分析师直觉性地了解到，孩子想要构建她熟悉的睡前仪式，她变得"比较平静且停止哭泣"。现在，闪现的联系开始出现了，这是分析师可以依靠的。这时候，游戏不是快乐的，而是孩子用来交流痛苦的严肃事件：

> 当我将一块湿的海绵放在洋娃娃身旁时，就像她以前所做的一样，她忽然再次大哭并尖叫，"不，她不可以有大的海绵。那不是给小孩的，那是给大人的！"

这里再次出现了恐惧的时刻。因为恐惧出现在游戏中，所以导致恐惧出现的先后次序是无法直接观察到的。克莱茵做了极为清晰的诠释：在无意识幻想中，孩子憎恨她的母亲，因为母亲包含着父亲的阴茎，露丝想要从母亲的内部偷走父亲的阴茎以及其他的孩子，并且杀死她的母亲。接着，大的海绵引起的恐惧，致使露丝想要阻止这个幻想，不让海绵（阴茎）对母亲造成危险（让海绵安全地待在母亲里面）。对孩子诠释如此可怕的俄狄浦斯幻想，似乎是一种异常明确的挑战，如果幻想是真的，那它一定会让她感到害怕。作为回应，

> 露丝明显地变得越来越安静，她睁开眼睛，让我将我正在玩的桌子拿到她的沙发旁边，并且在她的身边继续我的游戏及诠释。

再次，孩子的行为发生了显著的改变，焦虑的水平、对分析师的疑虑都明显降低了。在会谈结束时，保姆也对露丝情绪突然的变化感到

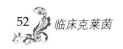

惊讶：

> 她（保姆）很惊讶地发现她竟然很愉快而且兴致勃勃。她
> 看着露丝，露丝很友善且充满情感地跟我说再见。

克莱茵暗暗地问读者：如果诠释对孩子来说没有意义，孩子身上会出现这样的变化吗？当然，每个读者都会评估她的证据是否足以说明诠释的正确性。这样的诠释方法是否正确，仍受到精神分析界的争议。从纯技术的角度来看，深度的诠释使得孩子能够建立连接，别的方法无法做到这点。它让分析成为可能。因此，它在实践上是有效的：它达到了目的。当然，这并不是说它在道德层面是可被接受的，因为能够达到目的方法未必就是合理的。能否诠释性、婴儿、嫉妒等，似乎是一个伦理问题，而非技术问题。不管怎样，临床证据并不能消除安娜·弗洛伊德与梅兰妮·克莱茵之间的争议，她们仍然继续处在激烈的竞争中。的确，克莱茵学派有关实践的争论已经超出了"早期分析"的领域，进入各个阶段。我们将在本书的第三部分看到有关临床实践的当代观点。

理论的发展

克莱茵呈报临床材料的目的是为了证明游戏技术能够有效地帮助儿童降低焦虑。不过，另一种对她的技术的检验是，它是否能够复制其他精神分析方法获得的结果。换句话说，她的观察能够证实已经建立的有关儿童发展的精神分析结论吗？她确信自己直接诠释俄狄浦斯（父母性交、同胞出生等）的幻想收到的回应，能够证实那些根植于成人分析的理论。对儿童性兴趣的直接观察，最早是弗洛伊德1909年的小汉斯（Little Hans）案例，虽然这不是一次精神分析性的治疗，而是孩子父亲的观察。因为克莱茵与孩童的精神分析工作能够证实这些理论观点，所以她相信自己的游戏技术是一种有效的精神分析方法。

用她的技术对已知的理论进行检验后，她开始意识到自己的观察能够触及更多细微的方面：它们可以改善理论的细节。例如，弗洛伊德宣称女性发展是一个"灰色的阴暗地带"，克莱茵却认为，她分析的小女孩案例（就像露丝）呈现了女孩焦虑的内容。在20世纪20年代，一些其他的精神分析师［如卡伦·霍妮（Karen Horney）与海琳·多伊奇（Helene Deutsch）］也在探索女性早期的心理发展。克莱茵认为，她的观察

> ……发现女孩特别容易有焦虑或焦虑情境，就像男孩会有阉割焦虑一样。这些焦虑情境使小女孩相信母亲会摧毁她自己的身体、废掉她的内在，并把小孩拿出来，等等……它基于小孩对母亲的攻击冲动，即来自俄狄浦斯冲突早期阶段中，想杀掉母亲和盗走母亲内在的欲望。这些冲动不只让小女孩感到焦虑，害怕被她的母亲攻击，还会导致小女孩害怕母亲会抛弃她或死去。（Klein，1932，p.31）

克莱茵发出了她原创的声明：小女孩发展过程中焦虑的背后有着特殊的无意识幻想：小女孩会攻击母亲的内在，里面包含了未出世的小孩以及正在与母亲性交的父亲的阴茎，接着会受到母亲报复性的惩罚。事实上，这种想要完善弗洛伊德不明确的女性心理的断言，有点野心过大了。因为亚伯拉罕的工作指出，男孩也会发展出有关内在空间包含着物体的幻想——在客体（母亲）的内部，自己的内部与外部——好的及坏的客体可以进出这个空间。

内在空间的概念后来被认为是所有人都会关注的基本事物，与性别无关（见第六章）。不过，在那个时期，它与弗洛伊德的传统理论不同，弗洛伊德把女孩看作缺失的男孩。总的来说，他并不认可女孩的阴

道（她的内在生殖器）在她的心理发展过程中起到任何作用。因此，受到霍妮影响的克莱茵指出，小女孩能够意识到她的阴道、她的内在，有着与它们、与母亲内在有关的幻想。她认为，自己的游戏技术能够为这类新理论提供证据，所以游戏技术是探索儿童的强有力的精神分析工具。不过，这是一个危险的主张，很容易带来后顾之忧：如果她使用这种技术的结果是修改了太多的理论，那么这种技术会被认为是无效的、出错的。当然，这是一些竞争对手热切的决断。

现在，我想要简单地谈一谈一些彻底颠覆传统理论（standard theory）的理论成果，克莱茵的对手把这些成果看作人为的假象。一些人仍旧认为她的理论源自太过有力、过度入侵性的诠释。在本章随后的部分，我们将会介绍她早期工作带来的三种特殊的理论发展：前生殖器期的俄狄浦斯情结（the pre-genital Oedipus complex）、早期超我（the early super-ego），以及偏执的循环（paranoid cycles）。

前生殖器期的俄狄浦斯情结

克莱茵的观察带给了她关于俄狄浦斯情结以及超我起源的具有影响深远的理论性的启发。这些结论不再是弗洛伊德理论的补充，而是与他的理论形成对比。尤其是她开始质疑俄狄浦斯情结出现的时间——弗洛伊德认为这种竞争性的幻想开始于生命的第四、第五年。克莱茵发现，它出现得更早，在生殖器阶段之前（before the genital phase of development）。她报告了一则有关乳房喂奶的口欲期幻想，幻想中有一个第三客体（等同于父亲或他的阴茎）妨碍了喂食。通常，夫妻（父母亲）被想象成永久地互相结合在一种排外的活动中。她将这个幻想的客体称为"结合的父母人物（combined parent figure）"（见案例遭受蠕虫攻击）。克莱茵也挑战了弗洛伊德、亚伯拉罕等其他古典精神分析师坚持的发展顺序，认为三个阶段——口欲期（喂食、吮吸、撕咬）、肛欲期（与肮脏、清洁、控制有关）和生殖器期（认识到与他人的关系，包括性关系）——有着广泛的重叠。

下面是一个简短的案例，小女孩把父母的活动想象成喂食。这类幻想会让人想起亚伯拉罕发现的口腔合并幻想（见第二章），不过，这次它们清晰地呈现在俄狄浦斯三角情境中。

案例：厄纳的俄狄浦斯情结

克莱茵6岁的病人厄纳，她

> ……在游戏开始时，在小桌子上的玩具中挑出一部小马车，并让小马车跑向我这边，她说它要来抓我。但是她将一个玩具女人放到马车上，然后又放上一个玩具男人。这两个人在马车上彼此亲吻，并且跳上跳下地驾驶着这部车。

我选择这则案例是因为孩子非常清晰地指出了夫妻之间的关系——分析师与她的另一半，母亲与父亲——如同一种非常有爱的**口欲**（亲吻）关系。孩子能够明显感觉到（父母）关系中大量的爱意。不过：

> 接着，另一个玩具男人驾着另一部马车撞了上去，碾过他们，并且杀了他们，把他们烤熟，然后吃下肚子。

这对诗一般相爱的夫妻受到了第三者的打扰。因为（像作为孩子的厄纳一样）被排除在外，它攻击了这对夫妻。俄狄浦斯情结中排外人物的攻击性，像性交一样，是口欲层面的想象（烤熟，吃掉）。这则幻想的另一个版本是：

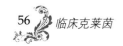

另一次的争斗则有了别的结局，攻击他们的男人被推了下去，但是另一部马车上的女人却去帮助他，并且安慰他。她和她的前夫离婚了，然后和这个新的男人结婚。

厄纳的幻想是多变的，不过总是充满了暴力——带有口欲期的特质：

（在另一个例子中）原来那个男人和他的妻子，在房间和一个夜贼打斗，第三个男人扮演的角色是小偷……然后第三个男人变成一个来慰问他们的兄弟，但是当他拥抱这个女人的时候，他却咬掉了她的鼻子。这第三个小男人其实是厄纳本人。

所有这些幻想都带有攻击性与俄狄浦斯情结的特点，幻想中的父母很相爱，不过他们的关系是排外的。他们频繁地出现口欲期的特质，不管是爱（亲吻）还是攻击（撕咬）。根据古典精神分析的理论，6岁的厄纳应该出现生殖器期的幻想与活动。不过，她还是被限制在有关他人之间关系的口欲期幻想中。这样的幻想可以追溯到1岁，因为她的症状（强迫行为）最早出现在那个时候，当时她过早地完成了困难的如厕训练。因此，这个案例中让孩子受到惊吓的幻想问题（早在1岁时就出现）一定是一个俄狄浦斯的问题，不过埋藏在前生殖器期的幻想中（喂食）。这与弗洛伊德有关俄狄浦斯的观点不同，后者特指生殖器阶段中的生殖器活动。克莱茵断定这三个独立的阶段——口欲期、肛欲期、生殖器期——实际上并不是分开并有着先后次序的，而是会有相当大的重叠。

克莱茵继续提到一系列的游戏，厄纳通过这些游戏表达了取代父亲在父母关系中的位置的愿望——逆向俄狄浦斯情结（reverse Oedipus complex）；游戏也指出厄纳直接想要摆脱母亲、赢得父亲的俄狄浦斯愿望。

早期超我

对孩子而言，与被父母关系排除在外有关的破坏与攻击幻想，会让他们跟父母的关系变得令人极度的不安与恐惧。于是，孩子的焦虑起因于担心攻击朝向被爱的父母。克莱茵把这样的情感轮廓看作超我——孩子谴责他自己。厄纳对她的攻击性感到焦虑，从1岁开始便用强迫性的症状与防御来应对。厄纳，与其他年幼的孩童一样，回应他们幻想中的攻击性以及攻击造成的伤害的方式是，让他们自己遭受类似超我的内在冲突（自我谴责）。在下一个案例中，克莱茵的病人，2岁零9个月大的丽塔（Rita），从18个月大开始出现夜惊，以及复杂的睡眠仪式。

案例：小女孩与大象

丽塔有着明显的强迫性的上床仪式：

> ……丽塔帮她躺在床上的洋娃娃盖好被子，把一只大象放在洋娃娃的床边。她解释说，大象是要防止"小孩子"起来，不然的话，"小孩子"就会偷偷跑到爸妈的卧室里，然后伤害他们，或拿走他们的东西。这只大象（父亲形象）要预防有人攻击她的父母。

克莱茵看出，对丽塔而言，存在于外界的大象，代表了她内在阻止伤害（源自她自己内在的攻击冲动）发生的人物。换句话说，如果攻击性遭遇内在的阻碍，阻碍者可以被看作是超我人物（super-ego figure）。不管怎样，它出现在丽塔生命中很早期的阶段：

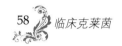

在丽塔心中，被内摄的父亲担任着"阻碍者"的角色，在她1岁零3个月到2岁之间，她有过篡夺母亲在父亲那里的位置、偷走母亲内在的小孩、伤害并阉割父母的愿望。

小丽塔强迫性的仪式，是为了阻碍"小孩子"做坏事——损害或掠夺她的父母。她尝试控制自己对父母的攻击冲动，特别是在她母亲怀孕期间。她的仪式包含阻碍她攻击性的强迫愿望。它们出现得很早（15—24个月），因为夜惊和睡前仪式最早出现在那时候，并跟幻想一起延续到她3岁进入分析之时。这些过度的焦虑（由对攻击性的自责引起）清晰地指出了一种超我的存在，出现的时间远比弗洛伊德认为的要早。

克莱茵面临的挑战是：有关超我的早期证据意味着，它不像弗洛伊德声称的那样，是古典俄狄浦斯情结的产物（见第一章）。按照弗洛伊德的说法，超我出现在俄狄浦斯情结之后，因此是在五六岁的时候。这里看到的超我出现在更早的时期，包含在俄狄浦斯情结中，远比古典理论认为的要早。事实上，克莱茵发现，越小的孩子身上出现越强有力、越具有损害性的攻击，超我带来的焦虑（内疚）也越强烈。结果，她不得不得出结论：可能生命开始的时候就存在非常强烈的攻击性。在这方面，她被迫与弗洛伊德的观点决裂："根据我的观察，超我的形成与孩子最早的口欲期内摄同时发生"（Klein，1933，p.251）。

偏执的循环

在厄纳游戏的顺序中（见*厄纳的俄狄浦斯情结*），我们会看到反复出现的攻击性与焦虑状态。有时候，儿童游戏所呈现的恐怖幻想，带有螺旋式上升的攻击性。

案例：猎人男孩

克莱茵的另一位男性儿童病人，呈现出类似不断的循环：

> 乔治（George）在6岁的时候，为了终止一系列的幻想而被带到我面前，幻想中他是一群野蛮猎人的首领，在斗争中征服了他的敌人，并残酷地将他们杀死。他的敌人也拥有野兽的支持，不过这些动物后来被吞掉了。

这里出现了同样的攻击性，带有口欲期杀戮与吞食的特征。不过，斗争是无止境的："斗争从未结束，因为总会有新的敌人出现。"杀死敌人不足以应对这个情境，因为他们会再次复活，进行更恶劣的复仇。厄纳与乔治都沉浸在无休止的攻击幻想中，攻击性会螺旋上升——每一轮的攻击，因为敌人之间互相烹煮、吃食，都会导致进一步的报复，这令他们感到恐惧。克莱茵把这种受困的情形称为"偏执的循环"：敌意滋生恐惧，恐惧再进一步加深敌意。这个循环也清晰地出现在*彼得的淘气*这个案例（见第九章）中。她认为，有时候孩子会永久地待在跟坏客体的关系中，她把这种情形称为偏执位置（paranoid position）（后来，她拓展了这些观察，并开始使用"偏执—分裂位置"这个术语，见第七章）。这类材料描绘了克莱茵发现（理解）的孩子身上大量的攻击性与攻击幻想，以及由此造成的痛苦。

孩子身上出现恐惧与攻击性的危机是很平常的，大人面对压力时也常常会出现这些。不过，对某些人而言，这种孩童时期发生的事件会持续很久，成为一种生活方式，构成他们人格的一部分。这样的人格经常会习惯性地表现出野蛮攻击的态度，以及对他人病理性的恐惧。克莱茵认为，这种极端形式的偏执，会被遗留下来成为后来生活中精神疾

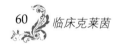

病的基础。这样的结论可以通过使用游戏技术得出，因为对年幼儿童细致的观察到目前为止只有游戏技术才能做到。她的游戏技术似乎可以自证其有效性：因为它导致了儿童病人身上明显的变化；让精神分析技术得以应用在最困难的案例中；证实了精神分析理论；并对精神分析理论进行细化。虽然克莱茵对她的技术和结论很有信心，它们却持续地受到争议，争议大多来自两个阵营——英国的精神分析师和一些来自欧陆的精神分析师，尤其是来自维也纳的。在下一章，我们将会看到克莱茵在1934年之后做出的重要贡献，这些发现引发了她与古典精神分析之间越来越多的争论。直到1946年，克莱茵及她的追随者，跟很多从欧洲迁移到英国的古典精神分析师以及美国分析师，进行了一场更加正式的论战（见 King & Steiner，1991）。

第五章

✳

内 在 客 体

什么是内在客体存在的证据呢？感觉到客体居住在自体或躯体内，这种奇怪的体验，正如我们先前所见（第二章），是一种极为原始的经验，源自早期发展阶段中的心智运作模式——也就是说，这样的经验远离外在现实，甚至在意识层面之外。它看起来好像是违背常理的——是一种无意识的经验，从弗洛伊德时期开始便饱受争议。在第三章，我们曾经看到另一类相似的经验——无意识幻想，一种与躯体生物功能极为相近的心智水平，两者之间的区别也因为太过接近而变得模糊。我无法深入研究这种"无意识体验"的反常性质，只能阐述它在精神分析理论与实践中的实际用途，病人有时可能会觉察到这种经验，出现这样的觉察最终会带来治愈性的影响。总的来说，内在客体是一种极为原始的体验，无法被意识层面所知晓。他们是无意识幻想的材料。

随着克莱茵于1934年提出抑郁位置的理论，内在客体这个令人困惑的概念在英国精神分析协会（British Psycho-Analytical Society）内曾经风靡一时，大家对它的热衷长达10年之久。卡尔·亚伯拉罕提出的内在客体的概念，最初是用于讨论精神病人的状态，现在这个概念被沿用到正常人身上。亚伯拉罕认为，他的病人构想出一个内在世界（或内在空间），客体可以被放置在里面，也可能会被驱逐出去。

这一章中的案例，将会阐明内在客体如何卷入个体身份形成的过程，或者如何导致个体身份产生深度裂痕的过程。因此，身份的形成与

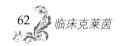

客体被内化（内摄）的过程是息息相关的，取决于伴随内化过程的幻想中，主体对客体的敌意的强弱，以及因为敌意的强弱而导致的，主体疏离被内化的客体或将其吸收同化。术语"内摄"指的是一个心理过程，它与病人心智中的无意识幻想有关（实则是通过无意识幻想运作），是一种收进（take in）某物的主观体验["内化（internalizing）"，有时亦称"合并（incorporating）"]。

前两个案例是带有疑病症状的成年病人。他们持有某种（错乱的）观点，认为他们体内有东西。通过精神分析的工作，病人疑病症状背后潜在的无意识幻想以及它的无意识意义得以呈现。

首先，我们或许能够回想起亚伯拉罕那位经历丧亲的病人所做的梦（见丧亲的受分析者）。亚伯拉罕认为，两个并列场景中的材料是相关的——吃等同于屠杀，以及吃等同于修复。你可能还记得对于病人已故妻子的不同设想——在解剖室内以及在屠夫的店中——预示着两种不同的口欲期幻想，一种是想要杀死妻子，另一种是通过将妻子并入他的内部来让她复原。在我们随后的案例中，病人多重的身体不适交替地出现在自由联想中，同时伴随着他对周遭他人的强烈怀疑。材料中的这种交替性同样暗示了两者之间的等价。在无意识层面，身体的不适跟对外人的偏执性恐惧有关。因此，我们可以做一个假设：在他心里，外界的恐怖对象与他内部的客体（他患病的器官）有关。

案例：内部的小人

下面这位克莱茵的病人，受到强烈的偏执及抑郁感觉的折磨，同时伴有疑病症状。病人Y开始发生变化：

> ……经过努力的分析工作，病人的不信任与猜疑逐渐减少了……事情变得清晰了，在病人对他人持续性偏执的指责、抱

怨和批判的背后，是他对母亲深切的爱，以及对父母和他人的担心。与此同时，越来越多的悲伤和严重的抑郁涌现出来。在这个阶段，疑病的症状有所改变……例如，病人开始抱怨各种身体不适……

请注意双重的变化——当他对自己内在拥有物的体验发生变化时，他对外人的猜疑也随之减少。与此同时，主导他的情感也发生了变化，担心与责任感变得更强了：

> ……接着，他继续说到自己曾经用过的药物——列举了他的胸部、咽喉、鼻子、耳朵、肠道的用药情况。听起来他好像正在护理自己部分的身体与器官。他继续谈到对一些年轻人的担心，这些人是他负责照料的（他是一名教师），紧接着开始担忧一些他家庭内部的成员。

作为读者，我们需要注意这种担心的态度——他对内部客体的担心（他的器官）也反映在他对外在客体（学生与亲戚）的担心上。这暗示了，他将那些内在器官与真实的人联系起来，好像这些人就在他里面。这些内在客体，只不过是他的器官，但是在他的无意识幻想中，似乎把它们当作真实的人一样照料。内在客体与外在他人因为先后出现在病人的联想中而被认为是有关联的。此外，病人与他们之间相似的活动，也预示了两者之间存在较强的联系，特别是病人对他们有着相似的情感（担心）：

> 事情变得非常清晰：他试图治愈的各种器官，与他内化的兄弟姐妹发生了认同，他对他们感到内疚，必须让他们永葆活力。

内在客体的"相异感"（确切地说，属于他人）通过与类似的外在客

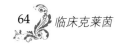

体（他深爱的家人）的联系强烈地表现出来。这种内外一致在这个病人身上是非常有形的。内在客体（器官和他身体的某些部分）就像他内部的小人，有如生病的家人一样受到照顾。这样的体验并没有被意识化，事实上它离意识还很远，只能间接地表达，就像上述材料通过内在器官与外在人物之间的交替来表达。这类现象从亚伯拉罕的工作刚开始就反复地被观察到，为内在世界的存在提供了证据：无意识幻想中的内在世界充满了像内在小人一样的客体。

事实上，活生生的客体位于人的内部，这样的体验也并不总是远离意识的。在日常习语中，我们会用"胃里的蝴蝶"[butterflies in the tummy（意为"心如鹿撞"）]来表达一种焦虑的状态，不过，焦虑是通过一段与内在客体（蝴蝶）的关系来表达的，这样的表达对胃部真实的躯体感觉做出了解释。在真实的世界中去见一位让人焦虑的人（如考试或面试），会产生这种体验，不过，躯体反应的形式被我们理解成真实的客体占据着胃部。人们常常觉得患病或受伤的身体部分需要得到照顾，并在意识层面为它们感到担心。面对脚上的淤青，我们可能会说"我可怜的脚"，而不是"可怜的我"，尽管两句话表达了类似的关怀。或者，牙痛会让人感到愤怒——他们的愤怒指向牙齿，会要求拔牙。这些日常生活中的例子，说明躯体状态与情绪状态通过无意识幻想建立联系，就像与内在客体的关系一样。

在下一个临床案例中（病人 X），内在客体就像外星人一样清晰地呈现在病人自由联想的意识材料中。病人相信，一个活生生的实体以肠道蠕虫的形式寄居在他的内部。他感觉自己的器官有一些类似躯体疾病的状态（疑病），不过事实上并没有任何真的躯体障碍。他的信念主导了他对自己的看法。在上一个案例中，病人 Y 深爱着他的那些内在好客体，但对于病人 X 而言，内在客体是混杂的——有一些是被深爱的、好的，另一些则是令人害怕的、讨厌的。事实上，他在很久以前还是孩子的时候曾经得病。由于某些原因，他儿时对病症（肠道蠕虫)的焦虑一直延续到成人期。对此,克莱茵的理解是:最初的生理问题与无意识幻想是如此紧密地契合,以至于这个生理问题成了这种幻想在意识层面的表现形式,于是对病人而言,可能真的会把幻想当作现实。

案例:遭受蠕虫攻击

克莱茵的另一位患有疑病症的病人 X,再次表现出对有形内在客体的复杂兴趣:

> 我想说的是,这个病人在分析的过程中,记起他大约 10 岁的时候,曾确定地认为,他的肚子里面有一个正在控制他并给他下达命令的小人,而且不管这些命令多么荒谬无理,他都得去执行(他对父亲真实的要求也有类似的感觉)。

这个孩子感觉到有蠕虫——尽管,事实上他从未见过这些虫子——这种感觉似乎与孩童时期肚子里有坏人的幻想有关。病人对内在客体的感受,非常清晰地呈现在他对童年的回忆中。他曾经觉得自己内部有一些坏的东西,而蠕虫似乎是这种感觉的另一种表现形式。也许我们可以把它称为"内在父亲",因为他对自己真实的父亲有着相同的感觉。克莱茵告诉我们,他报告了关于蠕虫正在啃噬他的身体的幻想。另外,我们也了解到,每当他有这样的幻想,他就会表现出对癌症的强烈恐惧。癌症也被看作一个恶意的客体,正位于他的内部——作为攻击性客体的蠕虫与癌症,正在侵蚀他——癌症与蠕虫之间的联系,也预示了癌症是病人绝望的内在客体体验的第三种表现形式。这些内在坏客体正忙着对他进行口欲的攻击(侵蚀他),它们来自他生命非常早期的阶段。病人觉得恶毒的客体(表现为蠕虫、小人或是癌症)占据着自己的内部,

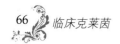

他将如何处理这种极为恐惧的内在状态？克莱茵描述了病人尝试通过寻求分析师的帮助来应对这些幻想：

> 这位受苦于偏执焦虑与疑病的病人，对我也满是疑虑，除了某些别的方面，他还怀疑我与他的敌人是一伙的。与此同时，他梦见一位侦探正要逮捕一位具有迫害性的敌人，并送他入狱。不过，这位侦探紧接着被证实是不可靠的，变成了敌人的同伙。

克莱茵告诉我们，病人如何将作为外在客体的分析师与那些内在"坏"客体（蠕虫、小人或癌症）联系在一起。这里再次出现了外在人物与内在客体之间的一致性，不过，我们再次提到这点是因为这位绝望的病人正在焦虑自己该何去何从。（起初）想要帮忙抓坏人的侦探与同样希望提供帮助的分析师之间有着重要的联系。分析师的功能，应该是帮助处理危险的内在罪犯，不过，作为解决麻烦的助人者，她似乎无法完全获得信任，很容易就变成"坏"人当中的一员：

> 侦探代表的是我自己，所有的焦虑都被内化了，这些焦虑与蠕虫的幻想有关。用于关押敌人的监狱是他自己的内在——事实上是指他内部用于关押迫害者的部分。

这个梦指出，犯人被收监了，克莱茵认为这是病人对内化过程的觉察——犯人被收监了，指的是把外部情境放到他的里面，以便获得控制。这是孤注一掷的尝试，得出的解决方案：

> 很明显，危险的蠕虫代表的是两位家长（他曾联想到蠕虫是双性的），他们处于敌意的结盟（实指性交）中，携手对抗他。

　　这一点很重要是因为它涉及我们在上文中讨论过的俄狄浦斯情结（见第四章）。病人有关内在客体的幻想带有口欲期的特性，这是一种口欲形式的俄狄浦斯情结。而后面补充的材料，指出了这位病人为何处境艰难。他的父母已经被内化，只是俄狄浦斯情境中强烈的攻击性与危险却还在。病人的父母持续处在性交状态——不同于弗洛伊德的超我理论，父母以去性化的形式被内化。位于内在的父母，原本应该得到控制，现在却残留了危险性。

　　父亲与母亲结合在一起，将病人排除在外——即使病人能够在内部拥有他们，也会有明显被排除在外的感觉。结合成一个客体（表现为双性）验证了克莱茵的概念"结合的父母人物（combined parent figure）"，这个概念不同于更为成熟的观点：两位分开的家长待在一段关系中。结合的父母人物被认为是俄狄浦斯情结非常早期阶段的特征（见第十一章、第十二章），与弗洛伊德对俄狄浦斯情结晚期成熟形式的描述亦不同。因为这是一种具有排他与独享性质的性交，俄狄浦斯幻想变得非常疯狂，注入了许多暴力的想象。在这种原始的阶段，内化过程所创建的内在情境显得十分危急，需要得到控制：

　　　　当蠕虫幻想被分析后，病人出现了腹泻的问题——病人X错误地认为，腹泻的过程有便血。这让他非常害怕，认为这恰好证实了自己的内在正在发生一些危险的事情。这样的感觉建立在幻想的基础上，幻想中，他用有毒的排泄物攻击自己内部坏的"结合的父母人物"。

　　腹泻的内在位置，以及对那些症状的联想，说明他正在暴力地回应父母在一起的行为，这一戏剧性的事件在无意识中被放到病人内部。

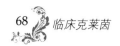

内　化

就这位病人而言，这些童年的幻想与担心没有经历常规的发展过程，是未经修改的。攻击性、受伤的客体以及令人担心的情境都被内化了，作为内在情境保持未改变的状态（对于极可怕的关系，随后的案例提供了一种类似的解决方案，*打自己屁股的男人*）。

这一血淋淋的暴力事件，让病人真的觉得，他看到了自己排泄物中的便血。不过，把这种极度吓人并且极具危险性的事件放进自己内部，是十分怪异的举动。我们不禁会产生疑问：为什么会这样？我的目的不是真的要去回答那些"为什么"的问题，更多的是想要描述在这个过程中发生了什么：跟大家说，看，它正在发生，这段临床材料就是说明的证据。不过，在病人的世界中，内摄的过程一定是讲得通的，有它的理由。尽管在这个案例中，克莱茵并不是很清楚理由是什么。她提供这份材料，是为了展示病人试图通过将罪犯锁起来的方式来应对他们。那是他的幻想，如果能够找一个用于关押的监狱，他便可以在某种程度上控制暴力、排他性以及恐惧感。对这位病人而言，也许他唯一能够找到的用于关押的空间，就是他自己的身体。从更现代的视角来看，一名精神分析师可能会想知道，作为孩子，他是否会因为父亲充满要求的入侵而被激起对内摄的重视。一种类似的内摄冲动，可见*打自己屁股的男人*，这个案例报告了一位侵入性的父亲。

结合的父母人物

这种令人憎恨且极具破坏性的混合人物，构成了最早期俄狄浦斯情结的幻想。这些幻想频繁地出现在克莱茵儿童病人的游戏中，其暴力性质让克莱茵印象深刻、深受影响。父母被认为是锁在一起的，通过他们各种孔口共有的活动——如嘴巴（互相啃食）——合二为一。因为他们结合在一起，将病人排除在外，这使得整体情境充满了最可怕的攻击性。结果，结合的人物无论是对主体，还是他们相互之间，都是不友善且具有威胁性的，三者皆屈服于某种整体性的灾难。结合的人物看起来太大了，比婴儿自体更强大，超出了婴儿的控制，这会让婴儿的恐惧感增强。这些原始的幻想出现在早期俄狄浦斯情结中，克莱茵认为，它们是弗洛伊德成熟版本的俄狄浦斯情结的补充说明。原始的幻想，远离真实的父母以及他们之间的关系，呈现出关心与照料无法调和的原始敌意。它们出现时，感知能力变得不再可靠，真实世界以及世界中的他人在一定程度上由幻想构建。"真实的"父母是无法被精确感知到的，尽管婴儿觉得自己被"某些东西"排除在外。克莱茵认为，这些复杂（且原始）的幻想，说明心智在最早期的发展阶段中，存在着细致且丰富的心理活动。它们代表的是人们所认为的发生在婴儿内在与外在之间的复杂互动。不过，细节部分却是因人而异。

并非只有疑病的病人，才对内在客体有着直接的体验——精神分裂症的病人也能体验到灾难性的内在情境，病人自己正在不顾一切地与迫害性的内在客体做斗争，导致内在客体破碎，失去功能——通常只有极少数有益的客体（见第七章）。正如我先前所指出的那样，每个人都会拥有某些内在客体体验，表现为一些社会上公认的俗语。事实上，正如我们在第三章所见到的，无意识幻想中的客体关系，成了人类心智组成部分的基础。现在，我们必须补充一点，这个基础是无意识幻想中与内在和外在客体两者建立的关系。

客体的内在命运

内在客体的体验，在经过婴儿期后仍然持续存在着。不过，随着当事人长大，无意识幻想进一步沉入意识底部，因而我们很难在成年人的

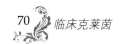

生活事件以及成年病人的临床材料中发现它们。它们越来越多地被老练且基于现实的理性思考代替。虽然如此，这些潜在的幻想仍在为外在客体赋予意义及情感基调，外在客体是现实中冷静感知到的。在成年病人身上，也可以找到清楚的证据，说明内在客体在一定程度上构成了后来成人对生活以及对他的活动的看法的潜在意义。

在随后保拉·海曼（Paula Heimann）报告的案例中，客体的内化造就了另一种非常古怪的形势。这个例子说明了永久敌对的关系如何成为病人人格中难以根除的部分——也就是说，真实地进入病人内部。这类现象显示了，克莱茵的工作让亚伯拉罕关于投射与内摄的观点得到了极大的发展。由此可知，当事人的整个内在世界充满了客体之间极为复杂的互动，展示了这些客体各自的动机。

案例：打自己屁股的男人

在本例中，迫害性的情境来源于病人与他父亲的关系，被转移到内在舞台——病人的内部——并活在病人成年的人格当中。敌对的状态包括他对自己屁股暴力的（令人兴奋的）攻击。这构成了性倒错（perverse）的基础，性化的见诸行动（sexual acting-out）是一种与他的部分身体建立的有形关系。

从表面上看，他在分析中呈现的肛门施虐（anal-sadistic）行为是他过往经验的重复，他曾经有过一名情妇，并时而对她残忍不堪、剥削利用，时而对她温暖和蔼、慷慨大方。与她发生性行为时，他特别享受面对她放屁的过程，以及她虽不喜欢却能默默忍受的态度，这种态度对他而言是非常重要的。他也有嫖妓的习惯，但不与他们性交，只是为了实施鞭打与自慰等行为。这些经验也在移情关系中重演。通过抱怨——"泄气"

这个词是一种恰当的描述——他在性客体面前重复肛门活动（放屁）。当他抱怨说，他在我手里受尽折磨，我的治疗是引发他的疼痛与不幸的原因，他实则是在移情关系中复制自己与妓女的鞭打互动。

保拉·海曼向我们展示了一种极尽残忍与折磨、同时也令人兴奋的性倒错形式。不过，她继续描述了一种模糊不清的核心纠葛——他自己所遭受的痛苦，对于听他诉苦的分析师而言，也确实是一种残忍的行为：

> 想要挨打的愿望绝不等同于想要受苦的愿望。他挨打的经验中明显的被动－受虐部分是有误导性质的，如果考虑到整体情境，这部分就显得不那么重要了。

病人表面上把自己看作被虐待的受害者，而整体情境却有着更深的潜意识意义，包含的内容远超出他的施受虐冲动。事实上，把注意力转向内在客体，便可以澄清有关他性偏好的核心困惑。当这位男士客体关系的内在面貌被分析后，他以一种独特的方式脱离了原先的性嗜好：

> 自从打他的女人被他收买而受他控制后，他便可以决定并且控制自己想要受到多大程度的痛苦。除此之外，有意识地接受这个现实……（他在无意识层面）对妓女有着强烈的认同，并在幻想中接管她的角色。在受虐的关系中与显性施虐的对象认同，这是精神分析在很久之前就已经注意到的现象。

不过，对妓女的这种无意识认同只是整个复杂认同的一部分。他只是部分地认同自己的父亲：

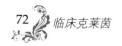

在这个案例中，这意味着，打他的妓女代表的是他自己时，挨打的自己则代表了他的父亲。

我们如何了解到对父亲的认同？

在很多场合，病人将他所遭受的一切痛苦都追溯到父亲养育他的经历，父亲在他眼中是一名残忍无情的独裁者。他声称父亲有能力穿刺进入受害者当中，不仅剥夺受害者们的自由，还剥夺他们的人格。他觉得自己的内部具有这位令人憎恨并且十分残忍的父亲……

病人对于内部那个令人憎恨的实体有一些意识层面的体验——的确，它把自己放进了他的内部。尽管位于病人的内部，病人还是强烈地拒绝接受它的存在：

……这种感觉如此强烈，以至他把一切自己不喜欢的外貌以及性格特征都归咎于内在的父亲。每当他承认自己身上有一些缺点时，他会认为这并不是他真实的部分，而是属于他的内在父亲的。由此可知，在挨打的过程中，被打的对象并不是他自己，而是他体内携带的另一个人。

我们可以看到，那个位于内在不被接纳的实体，与外在客体（他的父亲）有些一致的特性。这种一致性与前一例病人的情况相似，他对内部器官持有的情感与对外在家庭成员的一样（见*内部的小人*）。

因此，关于谁正在遭受痛苦、谁正在挨打的无意识身份混乱（性倒错）变得清晰起来。在无意识幻想中，他的内部有一些敌对的关系，即他对女士（妓女）以及对父亲的认同。这些内在关系就像梦中的故事一样，都是经过包装及掩饰的，是在当事人内部、在内在舞台上上演的剧本。而敌对活动中的性特质，很少被澄清，指的是幻想中内在性交的夫妻。

这对病人自己的身份感有着重要的影响。他敌对的父亲，被内化后由他身体的一部分来代表——他的屁股，并在那里挨打。内摄他父亲的过程被体验成一种入侵，闯入他里面并从内部统治他。的确，被闯入的幻想混入了一些他父亲人格中的真实面向（与遭受蠕虫攻击的案例中内摄敌对事件相比较）。内在客体被体验为入侵性的，（a）因为它来源于他的幻想中某种特定的敌意冲动（例如，他侵入性的放屁与控制）；（b）也因为内摄作用产生了敌对的内在客体，这个客体无法被恰当地认同为真正的他——仅仅是他身上的外来部分。通常情况下，人们可能会亲切地说，自己跟父母是一个模子印出来的，不过，这样充满深情地觉得自己像父亲，对这个病人来说是不可能的。相反，他觉得自己受到外来物的入侵。内化他令人憎恨的父亲，造成了他身份中的疏离感。

这位令人憎恨的父亲变成了他身上令人憎恨的部分，因此，只有他的一部分与父亲认同——他的屁股，与令人憎恨和不快的粪便紧密相连的部分。被内化的客体无法被恰当地认同，以未被同化吸收的状态留在内部，好像它是外来的、不属于自身的躯体部分（这种未被同化吸收的客体，亦可见本章后面的案例，内心住着魔鬼的女士）。这种错综复杂的身份，包含了他部分的自己——他的屁股——与父亲之间的认同，以及他与一个外在客体之间的认同，即那个鞭打他的妓女。他的性兴奋因为内在剧本的上演而被大大增强，在剧本中，暴力性交的夫妻不再将他排除在外——事实上，他包含了他们[*]。

内在客体与个人发展

敌对的关系可能会作为人格的一部分延续到成年后的生活中，造

---

[*] 指他既认同了妓女，也认同了屁股。——译者注

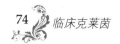

成严重的人格障碍，通常伴有性倒错。这是近年来研究的主题，将在后续的章节中介绍，特别是第十四章。俄狄浦斯问题常规的解决方案包含了对客体的同化吸收——因为对客体的爱多于恨。而在一些不那么典型的案例中，正如我们在本章中所见到的，内在客体与部分自体认同，随后被孤立在那里，扰乱个体身份——因为对客体的恨多于爱。这种非典型的发展对于我们理解内在客体是很有用的，因为他们更多地处于孤立的、未被同化吸收的状态。在随后的案例中，我们将看到更常规的内化。

认　　同

什么是认同？当婴儿开始能够识别它的母亲，无论在什么阶段，它都认为她是属于自己的。也就是说，随着这种认识的出现，在婴儿真实的经验中，母亲是被它完全占有的。孩子对父母（以及他人）认同的方式是非常有形的——他们的习惯，说过的话，口音，着装风格，当然也包括他们的心理特点，如态度、宗教信仰、政治见解，等等。医生的孩子长大后成为医生，演员的孩子长大后走向舞台。作为成人，我们同样也继续形成我们对周围重要他人／客体的认同，克莱茵学派分析师教导的学生变成了克莱茵学派的分析师！随着慢慢老去，丈夫与妻子也会渐渐变得有"夫妻相"。在认同的过程中，某些来自他人的特性进入主体，形成了他们之间的相像。

在这些例子中，好的、深爱的、有益的客体被内化。不过，主体是与一个"好的"内在客体认同，还是与一个"坏的"内在客体认同，这是非常关键的。实际上，重要的是，内摄发生时的感觉是爱还是恨（亲吻／吮吸还是撕咬）。带着强烈的爱意与关心的冲动，一种充满爱的内在状态会立即导致一定程度上稳定的幸福感与自信——"我爱我的父亲，我很像他"——内在客体被吸收同化形成自体感。于是，内在客体被完全地认同，尽管同时存在对外在客体的意识，并且以未被扭曲的形式延续着。当事人会觉得自己像其他人，这种感觉是未经思考的。常常孩子身边的大人会说，"你长得多像你爸爸啊，不是吗？"当认同的对象是内在（令人憎恨的）坏客体时，病理性的人格发展就出现了，正如我们在上述案例中看到的。幻想中的内化过程伴随着强烈的敌意，拥有感也相当受限。自由也因为自体内部未解决的冲突而受到限制，这些冲突存在于各部分自体之间。

　　与一个"好的"内在客体认同，会让婴儿获得另一种重要的心智态度转变。它可以开始接受父母之间的关系有时候是具有排他性的，可以忍受只做这段关系的观察者，而不是总想介入。这是学会尊重现实情境（父母关系）的真相的重要步骤。另一方面，在我们见到的案例中，反常的发展是因为无法与"好的"内在客体认同，取而代之的，是一些与"坏"客体（敌对的父亲）的有形认同。因此，无法接触并体验到现实（独立性，被父母关系排除在外）。病人试图回避属于他的现实，形成了高度扭曲的个人身份。通过维持混乱的身份，婴儿、随后的儿童及成年病人，会固着在持续参与父母性交的幻想中，由此病人获得了一种奇怪的认同，即同时与妓女／母亲和父亲／屁股认同。这种同时与性交的父母建立的多重认同，是弗洛伊德的重要案例狼人（Freud，1918）的特征。同样地，彼得（*游戏受抑制*）也表现出与父母亲同样的认同（见第十一章、第十二章）。

　　现在，我们来看看对"好的"、爱的客体的内化。克莱茵记录了她与理查德之间所有的治疗性会谈，在她去世之后发表。发表之时，离治疗的结束（治疗在第二次世界大战期间进行）已长达20年之久。不过，这是反映克莱茵在1940年的工作方式的重要文件，具有极大的吸引力。

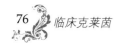

案例：认同一个"好"客体

在本例中，随着好客体被内化，案主的内在幸福感不断增加。理查德是位10岁的孩童，非常胆怯，从8岁开始，他因为对其他孩子的害怕而无法上学。下面节选的是第21次会谈。一天前，由于游戏室没有空，会谈在克莱茵家中进行：

> 理查德在前往游戏室的路上遇见了克莱茵。他很高兴看到克莱茵手上拿了游戏室的钥匙。昨天的事让他觉得他们好像再也无法使用游戏室了。他激动地说，"亲爱的老房间，我好喜欢它，很高兴再次见到它。"……他安定下来，心满意足地开始摆弄玩具海湾中的船，并且说他很高兴。

我们会看到，当他重新获得了喜爱的、令他感到熟悉的客体（游戏室）时，他的幸福感增加了，他感到满意、高兴。

> 克莱茵诠释了他对失去"老游戏室"的担心，这就像是担心克莱茵会死去，因而他会失去她。

正如我们先前所见到的，儿童所指涉的客体，可以被诠释为某些人物的代表：

> 她提到之前他们一起去拿钥匙的那次会谈（第19次会谈），理查德说他梦到被遗弃的黑色车子，而且叙述的时候一边开关暖炉。当时克莱茵就诠释说开关暖炉是表达他对克莱茵以及妈妈死亡的恐惧。现在他说害怕失去老房间，也是在表达对奶奶

死去的哀伤。

克莱茵将自己、孩子的母亲和祖母带入诠释中，认为这些人是理查德害怕失去的：

> 对他而言，回到这间游戏室就代表克莱茵还活着，也代表奶奶重生。

房间是否可用，来来往往的人，是生是死，照顾他或是遗弃他，火炉是开着还是关着：分析师将所有这些看作他潜在无意识幻想的多重表达，他幻想中的好客体使他感到温暖、安全，可能会失去，但也可以重新获得：

> 理查德停下手中的游戏，抬头直视克莱茵，并且认真、平静地说："我只知道，你会是我一辈子的朋友。"

理查德对诠释进行了深度的回应。克莱茵关于失去重要他人的诠释让他深受感动。她对理查德的痛苦的理解已经进入他心中，为他注入内在的幸福感。他觉得这种内在的幸福感已经成为自己的一部分——它也将成为他一辈子的朋友。

> 他接着补充说，克莱茵人很好，他很喜欢她，虽然有时候这个过程让他很不愉快，但他知道克莱茵这么做是为他好。他说不出原因，但他就是这么觉得。

表扬克莱茵是一个好人，他感到自己深爱着她，显示了痛苦因为他自身心智状态的改变而被解除。

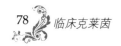

> 克莱茵诠释说，她刚刚解释他对她的死感到恐惧，也为奶奶的死感到悲伤，让他觉得奶奶还活在他的心里，而且是他一辈子的朋友，而克莱茵也会永远活下去，因为她就在他的心里。

随后，他玩得更开心、更具有活力和创造性了。

理查德获得了支持、希望与幸福感，接着便可以开始处理其他的恐惧。克莱茵继续在他的游戏过程中诠释了这些恐惧。永久的希望与安全感成为他的一部分——一个内在客体。当病人可以内化一个好的、有益的父母人物时，他的症状就可以获得极大的缓解，情感也会开始流动。于是，内摄确保了内在的善意与安全感——这种心智状态，来源于一个内化的好客体，其与自体之间建立了一种适宜的关系，以便自体能够同化吸收并认同客体。上述案例也说明了：作为一个能够理解焦虑的客体，精神分析师具有特殊的助人特质。克莱茵在解释中强调，触及极为痛苦的焦虑能够有效地建立一个安全的内在客体、内在幸福感与活力感："事实上，一些非常痛苦的诠释……涉及死亡与死亡的客体……能够有效地激活希望，使病人感受到更多活力"（Klein，1961，p.100）。理解的能力似乎可以作为一个极为有效的"好"客体被内化。

认同一个"坏的"内在客体

不过，正如我们先前所见，内化的过程并不总是这样的。保罗·海曼工作的病人（*打自己屁股的男人*）就没有内化一个能够适当提供帮助的客体，他非常憎恨他的内在客体，因而无法适当地与客体认同。客体在他体内保持一种异化、疏远的状态，不仅无法提供内在幸福感，而且会造成内在斗争。海曼的另一个案例展示了在愤怒的状态中内化一个坏客体，致使自体在病人内部的支配地位被憎恨的坏客体取代。这个客体要求一种盲目的拥护以及一个高度受限制的认同。海曼描述了与这样的客体发生认同的过程——成为客体，以及紧接着发生的自体与客体的内在挣扎，因为客体是一个敌人，而不是一个被爱的好客体。病人（她是一名艺术家）创造性的部分也暂时地被一个异化的客体接管，绘画的方式变得不同。于是，在那个瞬间，病人的人格开始变得像那个被内摄的（"坏"）客体。这种状态被称为精神异常，的确，病人也变得相当偏执。

案例：内心住着魔鬼的女士

报告中，病人在某次精神分析会谈中呈现的慢动作，似乎可以看到内摄的发生，一组在她一生中重复发生的事件让她持续地处于感到被坏东西接管的状态中。事实上，病人开始她的精神分析治疗，就是因为体验到内在充满了要求她顺从的魔鬼。在无意识幻想中，自体被摄入坏客体，接着被其控制。接下来描述的这节治疗真实地呈现了这种"异常"的内在状态：

> ……她开口说，"我吃饱了，我的嘴里满是溃疡。"接着，她告诉我那天与她的车有关的故事。她说，"一个愚蠢的男人撞到车上。你愿意相信吗？我车上所有的刮伤都是别人造成的。"

我们可以看出，病人关于汽车受损的被动抱怨代表了她受迫害的状态。不过，她的内在也被抓伤了（口腔溃疡代表了她内在的一种状态）——受损的外在客体（她的车）与内在事物受损的感觉有着某种关联。

> 接着，她继续用一种情绪化的方式描述了另一段不愉快的经历。事情发生在那天早上。在经历了碰车事件的兴奋与

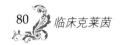

愤怒之后，她继续前进，这时候另一辆超速的车迫使她开错了路。"当然"，她说，"车上是一位女司机。"前方有一辆货车，打了右转向灯正要右转。这时候，她左边的这位女司机也要往右转，没有使用指示灯，从我病人的前方超车，为了避免碰撞，她的车也得突然向右急转。

更被动，也更无助了——被迫默认进入一个外在客体，就像她内心的魔鬼要求她顺从一样。

  她感到非常生气……现在她要报复那位女司机，她把车开到她前面，以每小时 5 公里的速度缓慢地行驶，并且让对方无法超车。不久，她们就遇到了红灯。那位女司机将车停在我病人的旁边，我的病人从车窗探出脑袋说，"你是我见过最差劲的司机。你知道吗？从我前面超车向右拐，迫使我为了避免碰撞也不得不向右转，我原来是想要直行的！"这位女司机，带着一张酒红的脸，耸了耸肩，大笑说，"我管得着吗？"我的病人感到强烈的愤怒，想要给她最刻薄的回应。最终，她想到了："再一想"，她说，"你这样做也是有理由的，我看得出来你已经不再年轻了。你应该让那些比你更年轻、更聪明的女士来驾驶。"这位女士被气到了，不过在她做出回应之前，交通灯变绿了，我的病人驾车离去，她对自己感到很满意。

上文描述了一段与外在"坏"客体建立的敌对关系，这个客体迫使她开往错误的方向。到目前为止，她好像通过成功的侮辱征服了这个外在客体。不过，她的攻击性造成的后果是相当严重的，也是极具震慑力的：

……现在，我的病人驾车到达她的艺术学校，开始她的素描……不过，她发现自己的绘画有点不对劲，无论是她在作画的时候，还是画作完成并挂在墙上之后。她也找不出哪里不对劲，并对我说："这是最糟糕的事情。"

病人现在开始转向一些内在令人不快的特质，虽然是无意识的，却阻碍了她的能力：

当艺术老师开始评论她的素描时，他惊讶地说，"天哪，你怎么了？这幅画看起来像是维多利亚时代的家庭画像。"我的病人现在意识到她感觉到的不对劲是什么了。她说："它看来像一幅50年前完成的画作。"

有些东西真的进入她的内部了，终止了她表面的意图，让她转向一种50年前的风格——也就是说，一位年纪更大的女士。海曼提供给我们的解释是，这位让她开错路的年长女士确实已经进入她的里面——一种内摄，于是，"坏"客体占据了统治地位。

她觉得这是极其可怕的，以致她不得不离开，并且喝了三杯雪利酒。随后她注意到自己口腔内的溃疡。

因为她喝了雪利酒，她与那位有着"酒红色脸蛋"的醉酒女司机的认同变得极端地具体化，认同也是内在的。她对那位女司机尖刻的口头攻击，在她的经验中相当于她对自己的某部分进行攻击，即她的嘴巴，偶然注意到的口腔溃疡就是攻击的证据：

她将伤害那位女司机的冲动付诸实践，并在意识层面对她

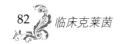

的成功感到满意。不过,在无意识层面——由于这位女司机代表了我和她的母亲,都是她既爱又恨的人——她无法忍受自己对她造成的伤害,也无法跟她保持距离。她立即内化了这个母亲人物,被内化的人物正处于受伤的状态,她觉得自己要为此负责,并感到内疚,即成为一个穿旧衣的、50岁的……

因为内化客体的过程带有憎恨,内在与客体连接的方式也显得很特别。憎恨使内在世界被一种敌意、混淆的方式占据,以致病人不知道自己是谁。病人觉得自己被一个异化的客体接管,就像控制她的魔鬼,感觉正在消耗她自己的生活、方向和意图。接着,她的行为就像自己是那位50岁的女士——老旧的绘画风格,喝酒。被内化的客体俘获,重演了外在敌对的攻击关系,在那段关系中,外在客体使她感到无助。就内在而言,她的自体感与身份感被扰乱,她被迫转到另一个方向,一种维多利亚风格的绘画。

客体一旦被内化,就会成为重要内在剧本的焦点。我们已经探讨过,内化的形式——伴随着爱的内化,或是伴随着恨的内化——会对个人身份感造成深切的影响。不过,不仅如此——它也影响着内在客体的命运。在下一章,我们将会进一步看到与好的内在客体的命运有关的焦虑。

第六章

❋

抑郁位置

梅兰妮·克莱茵于1934—1935年提出抑郁位置的概念。婴儿在经历了生命最初6个月的偏执期与偏执状态之后，迈出了它发展道路上极为重要的一步。这一观点是克莱茵学派精神分析后期发展的核心。

儿童对他们自己攻击性的程度感到焦虑，这种焦虑之前被看作超我的功能，以便与经典精神分析理论保持一致（见第四章）。不过，克莱茵现在开始关注客体关系中的内疚：攻击性意味着攻击客体，这会令客体受伤乃至死亡；客体的状态也因此会令人感到担心。这与偏执期以自体为导向的焦虑不同，后者指的是担心自己落入迫害者手中。为了跟抑郁位置区分，克莱茵用"偏执位置"来指代上述心智状态。在第五章所讨论的一个案例中（*遭受蠕虫攻击*），克莱茵的评论描述了两个位置之间的差别。

> 当偏执的焦虑占主导地位时，他对坏的结合的父母双亲的焦虑占了上风，X只能感受到对自己身体的焦虑，担心身体会生病。当抑郁和懊悔来袭时，对好客体的爱与关心涌现出来，焦虑的内容以及整体的感觉与防御都发生了转变。（Klein，1935，p.274）

克莱茵在这里指出了心态从害怕到关心的移动。这一重要的步伐

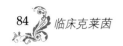

意味着进入抑郁位置。我们必须详细地看一下"爱与关心的涌现"是如何发生的。

至关重要的一点是，客体不再是偏执状态中完全的好或坏、险恶的或具有保护性的。例如，在*遭受蠕虫攻击*的案例中，病人梦中的侦探有时是对抗敌人的助手，有时又变成那些敌人的盟友。助手与敌人之间非黑即白的区分是偏执位置的特征，被称为客体的分裂，即客体要不是被认为具有一切好的品质，没有任何坏的成分，就是被看作包含了一切坏的方面，没有任何的好。

处于抑郁位置时，上述一系列的品质与功能会趋向更现实的组合。因此，出现了对客体的复杂感受——比如，我们曾在大量焦虑的儿童及成人案例中看到愤怒与懊悔的结合。克莱茵声称，能够成功地迈出这一步，出现对客体的关心以及复杂的感受，完全取决于内化一个充满爱的好客体的过程，以及由此产生的内在幸福状态。如果在任何时候都能感觉到拥有内在好客体，正如认同一个"*好*"客体的案例，在主体面对压力时，客体会提供强有力的支持与信心。

随着婴儿能够开始为客体着想，并且变得较少地以自我为中心，它也开始发展出新的焦虑、感受、客体关系以及防御。这时候最主要的**焦虑**是担心对所爱的客体造成伤害。主体的**感受**是非常矛盾的：因为婴儿的爱，它的恨转变成懊悔。**客体**受到了威胁，或者已经被损坏，这会引发主体对客体的担心。于是，与客体的关系也能够开始出现更大的分离，（全能）控制客体的需要减少了。在此，用于对抗焦虑和懊悔的**防御**（主要是躁狂防御）也不同于先前所描述的原始暴力防御（用于对抗被迫害的偏执恐惧）。

悲痛（sadness）是一种极度痛苦的人类情感。将悲痛感（抑郁位置的核心感受）与临床上的抑郁进行区分是非常重要的。克莱茵常常因为用"抑郁位置"这个术语来描述悲痛和担心的状态而受到批判，这样的命名会跟临床上的抑郁相混淆。她的工作主要沿袭了亚伯拉罕与弗洛伊德对躁狂—抑郁疾病所做的工作。弗洛伊德专门区分了哀伤（mourning）与抑郁（melancholia）。克莱茵对这种区分的看法是：悲痛是一些与被损坏的爱的客体（不仅指内在客体，也指外在客体）有关的感受，而抑郁是一种更复杂的偏执状态。临床上的抑郁可以保护主体免于承受沉重的悲痛与担心（concern）；主体认同了受伤的客体，进入一种受苦的状态，接着开始反对这种状态。主体所有的注意力都集中在自体上，由此可以远离客体的状态，防止被客体激起担心、内疚和懊悔的感觉。因此，通过回到偏执的状态可消除抑郁位置的焦虑，这就是偏执防御对抗抑郁性焦虑（depressive anxiety）的一种形式（见下文）。

抑郁位置的内在剧本

下面这位病人（*遭受蠕虫攻击*），我们在这之前已经提过。他的无意识幻想通过他真实的病史来表达（他年轻时曾经患蠕虫病），导致了相当严重的偏执性焦虑（paranoid anxiety）：一些坏东西正在伤害他，从身体内部吞噬他。这些蠕虫是极度邪恶的，甚至会贿赂他的帮手（梦中出现的分析师／侦探）。克莱茵接着谈到，病人随着分析的进展显示出他的偏执和疑病状态。在随后的材料中，我们将会把注意力集中到与抑郁位置相关的焦虑与感受中。

案例：担心与抑郁感

随着对病人 X 的分析工作的进展，他对分析师的不信任开始减少——他先前觉得分析师受到他内在坏客体（蠕虫）的影响：

> ……*病人变得非常担心我。X 总是担心他母亲的健康问题，不过他却无法发展出对母亲真实的爱，尽管他竭尽全力去讨好*

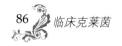

她。现在，连同他对我的担心，他的身上涌现出强烈的爱与感激之情，同时也伴随着无价值感、悲伤以及抑郁。

我们可以注意到病人的重要进展：新的感受"焦虑的担心（anxious concern）"与真实的爱和感激一起到来。

  ……在他的分析中，他经历过深度抑郁的阶段，当时所有的症状都与抑郁的心智状态有关。同时，与他疑病的痛苦有关的感受与幻想发生了变化。例如，这位病人曾经很焦虑癌症会进入他的胃部。不过，现在呈现的是：他开始担心自己的胃，实际上他是想要保护在他里面的"我"——被内化的母亲——他感觉"我"正在遭受攻击。

我们必须再次说明一下变化是如何发生的。他对其他人——母亲和分析师——的感觉发生了变化，相应地，他与自己内部某些东西的关系也发生了变化。与他对母亲的担心相对应的是，他对被他称之为胃的东西的担心，这个东西正在被癌症损坏。这种新的焦虑——为有益的客体感到担心——不仅是针对外在客体，同时也是针对他的内在客体（他的胃）。在内部，有益的客体会遭受怀有敌意的内在客体的攻击，即癌症（或蠕虫）。在这里，各种内在客体处于冲突当中。胃在他的联想中代表了母亲／分析师，这个内在客体需要被保护，以便不受到其他内在客体（癌症或蠕虫）的攻击。同时，随着从偏执到担心的重大转变，这一重要的新焦虑的焦点是，保存受到威胁的爱的客体。

  如果某人的攻击冲动太强，他的无意识幻想中就会充满对客体、父母等进行攻击的体验，这些攻击使他们受到了损害。如果对客体的情感混入了憎恨，对客体的爱会显得微弱，被爱的客体也会受到威胁。不过，由于这些客体同时也是被爱着的，这会让人处于极度痛苦的状态，会为这些受到攻击的客体感到担忧。我们已经见过一些例子，冲突与偏执的状态在憎恨的情感中被内化，即伴随着噬咬与损坏；接着内在的状态变得非常不安，因为它现在已经包含了一个充满敌意的客体（正如偏执状态的例子：*打自己屁股的男人和内心住着魔鬼的女士*）。相反，如果混入的是爱，主体可能会觉得客体被损坏了，变得不安全了，无法再提供保护和幸福感。被损坏的内在客体造成了抑郁位置复杂的情感体验。我们将会在随后的案例中看到这部分。

这些内在剧本（无意识幻想）会产生深远的内在影响——其中之一是无法恰当地维系持久的内在幸福感（见与一个"*好*"客体认同）。在下面的案例中，我们会密切注意理查德（Richard）——与一个"*好*"客体认同案例中的那个小男孩；不过现在他的内在好客体变得动摇了。在他的分析即将结束时，结束的情景激起了理查德相当严重的愤怒和焦虑。他在游戏中呈现出攻击分析师的迹象，不过实际发生的是：他感受到内心的疼痛，因为遭受外在客体攻击与丧失外在客体的可能性，导致了安全感与幸福感（这些是由相应的内在好客体提供的）的丧失。内在客体一定也受到了攻击。

案例：不安全的内在客体

下面的内容截取自与理查德的另一次会谈，就是与一个"*好*"客体认同案例中的那个10岁的小男孩。这是第92次会谈，他的精神分析在第93次结束。

当玩具火车相互靠近时，他便制造出一些愤怒的声音。游戏聚焦在避免两辆火车相撞。两辆火车常常会靠得很近，即将相撞，不过理查德总能在最后一刻阻止灾难的发生，这一冲突明显地造成了他巨大的心理压力。

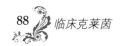

分析到目前为止，分析师与病人都能理解火车的碰撞指的是两个人之间的冲突。因此，我们能够看到理查德焦虑地尝试避免任何这样的冲突。游戏代表的是精神分析情境本身吗？我们会开始好奇，理查德是否对自己与分析师之间的冲突感到困扰，谁将会在接下来的这一天离开。可怜的理查德是否正在克制自己不与分析师发生激烈的争吵？

在这次的游戏中，理查德再三地建议调整时间，选择一些特殊的时段，他知道那些时段克莱茵会见一些其他的病人。

很明显，他满心想着继续来见克莱茵，不过他尝试了分析师无法赞同的方式，所以分析师拒绝了他。当他要求不同的时段时，理查德似乎是在蓄意制造冲突。你可以在他的游戏中看到他是如何制造一种冲突即将到来的状态的，同时他也通过对分析师发出请求来制造冲突：

克莱茵说，她无法安排他所要求的时间，但可以提供其他的时段。理查德在两辆火车同时停在车站时，忽然说，他感到很不舒服、胃痛。他看起来也很苍白。

危险的关系首先呈现在游戏中，接着又出现在与分析师的关系中，现在被他内在的疼痛取代了。他忽然将注意力集中在内部——他的胃里。

克莱茵诠释说，车站即是理查德的内部。他一直期待着电动火车在他的内部相撞，包含克莱茵与好妈妈的火车与怀有敌意的火车相撞。怀有敌意的火车代表的是所有愤怒的病人与孩子，理查德希望让克莱茵远离这些人，带她逃回自己的家乡去。

当克莱茵拒绝他的要求后，他保护性的关心似乎变得不足，充满压力的冲突立即被内化成为真实的内部疼痛。

玩具车站呈现出的内在情景，包含了分析师（感觉像他的母亲）与愤怒的孩子之间潜在的冲突，这些孩子觉得他们即将失去克莱茵。这里稍微有点复杂。理查德失去克莱茵的愤怒，表现为他对作为竞争对手的其他病人感到愤怒，同时在幻想中他想要达成与克莱茵一起逃走（内化她）的愿望。这里的复杂性在于，他对克莱茵的愤怒与渴望是无法结合的——愤怒归咎于他的竞争对手。在后面的章节，我们将会更熟悉这种归咎他人的形式（投射性认同）。这里呈现的是一种避免为克莱茵感到强烈的担心的方式，强烈的担心会造成他的心理压力：

> 好客体与他认为的坏客体（因为他曾经攻击他们，并想要剥夺他们）之间的冲突，同时也是他与好客体结盟的好自体部分与怀有敌意的、与坏客体结盟的坏自体部分的冲突。（Klein，1961，P.461）

在某种程度上，克莱茵在她之后的评论中（上一段所引用的）修改了她当初所做的诠释。不过，最初对玩具车站内、咨询室中以及理查德胃部的冲突所做的诠释，似乎是足够精确的，因为它带来了以下回应：

> 理查德惊讶地看着克莱茵说："疼痛现在已经消失了——这是为什么？"他的脸也恢复了血色。

这个案例再次展示了客体的内化；内部客体之间的冲突，这是一种具有危险性的冲突——这种冲突导致了疼痛的内部状态。先前在与一个"好"客体认同的案例中所获得的内在幸福感已经丧失，取而代之的是疼痛，因为好客体面临着威胁。受到威胁的外部客体(真实地丧失"克莱茵")引起了类似的内部敌对状态，伴随着一种疼痛的责任感（为先前

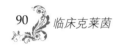

被否认的暴力负责)。

抑郁位置的幻想充满了对客体的伤害、责任、后悔与内疚，以及一种新的冲动——修复客体的愿望。内在客体的不稳定，激发了将损坏的客体修好的尝试，产生了修复的行为。不过，有时候情况会非常地绝望，引发强烈的压力与痛苦。

修　复

我们现在要转向修复，它既是一种重要的冲动，又是抑郁位置的重要结果。内疚、丧失与担心等令人痛苦的情绪转变为带有利他性质的建设性努力。在抑郁位置的幻想中，损坏与担心的结合引起了懊悔的情绪，懊悔源自对受损客体的爱，包含了想要修复伤害的愿望。克莱茵常常被认为是消极的，因为她将懊悔、担心和利他行为归根于攻击性；不过它们同时也是爱的结果——爱与恨、攻击性、担心互动的结果。当然，爱也有很多其他的形式：感激、欣赏、愉悦就是其中几种。所有这些都是指向客体的慷慨态度。它们不仅仅是个人满足或个人安全感形式的爱，尽管这种形式的爱出现在较早期的婴儿心智状态中，并贯穿一生，爱的形式在当下却变得复杂多样。当这些形式的爱通过与愤怒、攻击性互动，开始出现成熟的分化时，抑郁位置便到来了。

在随后的案例中，病人（一位成年人）感受到他的父母是一对有性关系的夫妻（俄狄浦斯情结）时，憎恨驱动着他对他们以及他们的关系进行攻击。紧接着出现的是，他的担心、懊悔以及随后想要照顾他们的努力。

案例：受伤的父母

这位男士做了一个关于他父母的梦，克莱茵仔细思考了有关梦的联想。在这个梦中：

病人觉得他正在"处理一切事物"，照料他的父母，他们比现实中更年迈、更需要他的照料。父母正躺在床上，不过不是平常肩并肩的方式，而是分别躺在两张尾部相连的床上。病人发现很难为他们保暖。

梦者对于保护的担忧——他想要为父母保暖——似乎与先前为他们造成的困扰有关，即他通过将床分开来破坏他们的关系——分裂他们的性交——现在却开始为他们感到担心和害怕：

接着，病人将尿撒进水池内，这时父母正看着他，水池的中央有一个柱状物。撒尿行为似乎有点复杂，因为他需要特别小心不让尿液碰到柱状部分。他觉得如果他能够精准地瞄准柱状体，不溅到它的任何部位，就不会出问题。当他撒完尿时，他注意到池子已经满了，并对此感到不满意。撒尿的时候，他注意到自己的阴茎很大，这令他感到不舒服——好像不该让父亲看见，因为这会打击到父亲，他并不想羞辱父亲。

梦中一个显著的特征是：病人的阴茎与他父亲的阴茎的竞争。这个梦可谓是象征着想要阴茎大过父亲的愿望，不过他也对自己拥有这样的愿望感到后悔，试图阻止。

同时，他觉得通过撒尿可以免除父亲起床撒尿的麻烦。这时候，病人停了下来，接着说，他真的觉得他的父母是他自己的一部分。

攀比阴茎的行为清楚地呈现了与父亲之间的竞争，"柱状部分"揭露竞争的危险性，他也担心会让父亲或父母双亲受到羞耻感（尿到身

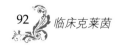

上）的折磨。这位可怜的父亲在竞争中被打败，受到了伤害，夫妻的关系也被扰乱（通过改变床摆放的位置）。病人对父母的状态感到抱歉，造成了当下紧张的情形，他觉得要为此负责，想要去保护他们。我们再次看到，面对压力时**内在**情境的特性；他已经将压力情境内化，接着体验到（部分在意识层面）父母是他的一部分。

由于对父母造成的伤害而引起的焦虑仍旧存在，联想中出现的大多是关于受伤的客体（父母），以及他的抱歉与担心：

> 在梦中，含有柱状体的水池被想象成一个中式花瓶，不过这是不对的，因为管道并不在水池下面，它原本应该位于底部，现在却放错了位置，被放置在水池上面——事实上是内部。

放错位置的柱状物可能指的是一起躺在床上的父母；他觉得是自己想要分开父母的愿望（把柱状物放在容器外面；他们的床不是放在一起，而是床尾对床尾放置）让他们处于错误的位置。这样的焦虑持续地存在着：

> 接着，水池让病人联想到玻璃容器，是他外婆家曾经使用的煤气灯，柱状部分让他想起了灯罩。他接着想到了一条漆黑的走廊，在走廊的尽头有一盏缓慢燃烧的煤气灯。他说，这种景象激起了他悲伤的感觉。这让他想起了贫乏、残旧失修的房子，屋内除了那盏缓慢燃烧的煤气灯外，没有任何生气。

此时，担心与悲痛的感觉听起来非常令人心碎——昏暗的灯光与生命是相当清晰的隐喻，象征着他感受中的爱的客体——父母、他的家，等等——正在变弱，变得残旧失修。在攻击性的竞争之后，我们接着听到因为对客体的抱歉而产生的悲痛。

这里的故事（无意识幻想）源自他与父亲竞争的梦，梦中他将父母分开、朝他们撒尿，由此来处理他所面对的情形，随后的懊悔与责任感，混杂着令人心碎的悲痛与对父母状况的担心，这最终导致了一种缺乏生气的内在状态。而他进一步的联想，预示了某些令他担心的事物正在维系这种状态：

> 的确，只要拉动细绳，煤气灯便可以燃烧得更充分。这使他想起自己总是对燃气感到害怕，气环的火焰会让他觉得像一个狮子头，正扑面而来。另一件令他害怕的事是将燃气熄灭时发出的"噗噗"的响声。

我认为病人的困境在于：他可以使整体情形重新复苏，不过一旦他这么做，活生生的父母就可以重新结合在一起来恐吓他，危及他的状态——迎面而来的狮子头和"噗噗"的响声。他的困境似乎就是无法忍受父母活生生地结合在一起，不过，要是将他们分开，他同样也要感受到痛苦的懊悔、悲伤和担心。这一系列的情感体验，以故事剧本的形式呈现，感觉是那么真切地牵动着病人的情绪，无论是在梦中梦见，还是在分析性会谈中想到。

克莱茵接着做了一个诠释：

> 在我诠释说水池中的柱状部分与灯罩其实是同一件东西之后，他变得不敢往里面撒尿，因为由于某些原因他不想熄灭火焰，他回应说，当然不能用这种方式熄灭燃气的火焰，这样做会中毒——我们不能像对待蜡烛一样简单地将它吹灭。

这是一个有趣的回应。病人的联想——熄灭的火焰会留下有毒的物质——说明他以非常有形的方式来面对分析师的诠释，正在严肃地

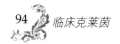

考虑燃气的化学性质。不过，似乎他对燃气的理解，正如梦中的象征符号，包含了他在无意识层面对意义的追寻，追寻那些让他感到痛苦的无意识幻想的意义：他所造成的伤害（熄灭的父亲），会遗留下情感上的毒，如绝望以及饱含内疚的担心等。

在接下来的一次会谈中，病人报告的前一晚所做的梦，对此做出了进一步的回应。曾在第一个梦中较为活跃的担心以及分析师的诠释，继续以一种痛苦的方式占据着病人的思想：

> 在之后的一晚，病人进入了以下的梦境：他听到烤箱中煎炸某物而发出的吱吱声。他无法看见是什么，不过他认为是一些棕色的东西，可能是正在锅内煎炸的肾脏。声音听起来像是微弱的哭泣或是吱吱声，他觉得是某个活的生物正在被油煎。他的母亲也在场，他试图将母亲的注意力导向此处，让她明白，生煎活物是最恶劣的行径，比烹煮更糟糕。更令人感到折磨的是，受热的脂肪使它无法完全燃烧，它被剥皮时还是活着的。

病人认为，一种极度痛苦的残忍行为正在内部（烤箱内）发生。他有许多联想涉及令人不快的折磨，其中最后一个是他感冒了。我想我们可以看到病人内在失调的感觉，他的感冒，代表了他的内在客体在受苦：他内化了受伤的父母，也是曾经想要为他们保暖的父母，他们"受凉"的状态也代表了他自己的状态。

克莱茵对那些复杂的联想进行了回顾。概括来说，锅内煎炸的肾脏代表了位于母亲内部的父亲，正如水池中的柱状部分——也就是说，激活的俄狄浦斯情境导致了痛苦的攻击（也是口欲的：煎炸肾脏）。新的梦境又一次重现了相似的问题。此外，他对母亲（我们可能会好奇，指精神分析师？）发出了请求，希望母亲能够帮他应对这个他自己无法解决的问题。好像传达给分析师一个无意识信息，恳求她进一步理解这种对于受伤的爱的客体的担心。上面呈现的这些问题，是对前一天梦的工作的另一种确认。

达到抑郁位置，需要承受担心的感觉，并且不再退回到偏执的恐惧中。病人成功地迈出这一步后，便可以调动一系列被称为"修复（reparation）"的新感觉——修正的愿望，修复已经受伤或被摧毁的客体，使其恢复原职：

> ……他克服抑郁位置的主要方式是修复。在梦中，他把自己完全地奉献给他的父母亲，为了让他们保持活力并感到舒适。

我们会看到这个病人试图为父母保暖，保护他的父亲不受羞辱，等等。当他能够检验外在客体的状态时（他现实中的父母很健康），修复变得更容易发生。当幻想占了主导，病人对幻想中的内在父母感到担心时，他就更容易被自己的感觉淹没。不过，当他开始能够区分有关客体的幻想与现实时，他便能够开始内化一个更稳定的客体，以及一种恒常感。

内　疚

内疚是一种描述懊悔情境的方式。抑郁位置的复杂感受也是内疚的一种形式——感觉做错了事，要求当事人自己去改正。这些要求在程度上可能是绝对化的——"把自己完全地奉献"——以致没有自由感可言。于是，内疚变得极度难以承受或充满痛苦折磨。在某种程度上，内疚的惩罚特质反映了先前令人痛苦的伤害的严重程度。与罪责相应的惩罚的特性，也是婴儿早期超我的特性，遵循"以牙还牙，以眼还眼"的规则。

内疚感可能会强烈到让人回避担心的感觉。这是很常见的：我们频

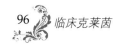

繁地观察到人们通过坚定地指责他人来规避内疚。不过，持续的回避会严重妨碍进入并通过抑郁位置的进程。克莱茵在评论她的案例 X 时（*遭受蠕虫攻击*），描述了这位病人感觉自己被迫要集中精力让他的兄弟姐妹以及内在客体保持活力：

> 事情变得非常清晰：他试图治愈的各种器官，与他的兄弟姐妹发生了认同，他对他们感到内疚，必须让他们永葆活力。他过度焦虑地想要修正他在幻想中对他们造成的伤害，以及他对此过度的悲伤与绝望，导致了偏执性焦虑与防御的增加，对他人的爱与担心以及认同，都被憎恨所埋葬。（Klein, 1935, p.275）

当内疚与担心的痛苦达到非常难以忍受的程度（随着抑郁位置的到来）时，拥有一个有益的客体的感觉是极为重要的。我们在第五章*内化一个"好"客体*的案例中看到过这点。婴儿需要感觉到妈妈就在那里，为无意识幻想提供现实的部分：帮助识别真实外在客体的现实，以及内在客体与感觉世界的现实。如果一个能够帮助检验现实的客体是外在唾手可得的，那么内化一个外在助手的经验会加强内在好客体——正如我们在第五章理查德的案例中看到的（*认同一个"好"客体*）。于是，内在幸福感会得到进一步的支持，抵抗被内疚淹没的感觉。

拥有一个安全的好客体，婴儿便更能感知到对真实他人造成的真实伤害。就上一个案例而言，病人在第二个梦中能够把母亲看作一个提供帮助的人。体验到母亲以助人者的形式存在——而不只是参与跟父亲令人憎恨的性交——使得病人能够挣扎着处理他梦中可怕的痛苦经验。不过，这种复杂的情形可能会出错。提供帮助的客体同样面临受伤的风险——于是，主体需要外在客体的确认。如果无法确保提供足够的帮助，那么主体会发展出一个荒凉无助的内在世界。有时候，外在世界（妈妈或照顾者）确实是一个剥夺环境，忽视主体，又或者，当事人有他们自己的困难，无法内摄一个提供帮助的客体。这两种情况都会产生绝望感、资源匮乏感，也许当事人还会被一种迫害性的内疚奴役，被激励要永久地照顾受伤的客体。于是，内在世界被认为充满了有害的"坏"客体（见打自己屁股的男人和内心住着魔鬼的女士），完全没有有益的客体。接着，主体体验到一个散发着惩罚性内疚的严厉超我，接管自体统治了内在世界。

抑郁位置的防御

在顺利发展的过程中，会出现一个不同的结果：内疚被修改，不再具有迫害性。不过，这取决于一个条件：当事人"相信自己是好的"，这样的感觉是否充分。好的感觉需要在受到妒忌、竞争、憎恨以及坏的冲动等冲击后存活下来。婴儿需要内摄一个相对良性的外在世界，和一些有益的客体，来获得调动爱的感觉的能力。

如果婴儿的发展出了问题——无论是因为环境的缺陷，还是因为内摄的特殊困难（我们随后会再谈到这点）——那么痛苦可能会过于强烈，致使内疚与修复的能力变得太繁重、太吃力。于是，婴儿需要防御性的措施和心理机制来确保不在意识层面体验到内疚。有两类防御性的手段，可用于避免过度痛苦的担心与内疚：对抗抑郁性焦虑的偏执防御，以及躁狂防御（manic defences）。

偏执防御

当内疚感变得非常极端，它便具有强烈的迫害性。我们曾经简要地提到，临床上的抑郁是将对客体的担心转变为对自体的痛苦沉思。不过，更坦率地说，偏执的情境紧接着就会出现，随后我们会给出与此相关的案例（彼得的淘气）。病人彼得进入了一种与超我相关的不断螺旋

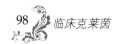

增长的暴力惩罚中。他对父母的淘气行为让他感到担心，导致了粗暴的迫害幻想：将他们烤熟、吃掉，或被他们吃掉。接着，脱离抑郁位置的路径是进入偏执的循环，再创造偏执位置。对客体内疚的担心转变为害怕自体落入严厉的惩罚机构手中。正如克莱茵的病人 X(*遭受蠕虫攻击*)所担心的：

> 埋藏在对他人持续偏执的指责、抱怨与批判之下的，是他对母亲深切的爱，对父母及他人的担心。(Klein，1935，p.275)

对客体的担心淹没在偏执的恐惧中（偏执的恐惧也是防御性的），即声称他的内在遭受蠕虫攻击（或癌症）。在上一个案例中（*受伤的父母*），病人对自己保护父母的能力越感到绝望，他就会感受到越多的偏执恐惧——爆炸的燃气火焰像狮子头一样向他袭来，这让他为自己感到恐惧，而不再担心他的客体。这是一种回到以偏执的模式体验情境的情况。恢复偏执的模式也让客体的分裂重新出现——例如，助人者在敌人与分析师之间摆动（见*遭受蠕虫攻击*）。

躁狂防御

另一种避开担心的痛苦的主要方法是求助于躁狂防御。于是，一种典型的情况是：病人把所爱的人看得一点都不重要，他们的状态，是受伤还是健康，也变得无关紧要。因为客体不再重要，客体的命运也可以被忽视，主体创造了一种优越、胜利、操纵客体的想象状态。通过维持与客体的幻想关系，主体面对不重要的客体时，有一种至高无上的全能感。这种躁狂的优越感受到特殊防御的支持：否认客体的真实特质；战胜客体的感觉，使客体变得不重要；操控客体，使客体依赖主体。

在下一个案例中，因为外在世界中亲人的丧失，病人的内在世界忽然再次变得不稳定。亚伯拉罕（第二章）与理查德（*不安全的内在客体*）

的案例，曾经涉及这种因为外在丧失而造成内在不稳定的情况。为了详细描述这项工作，克莱茵精确地找到了对抗抑郁性焦虑、内疚和懊悔的防御机制。

案例：一个儿子的死亡

我们将看到一个真实丧亲的案例。克莱茵的病人正在为儿子的死亡感到哀伤。起初，她哭得不多。

> 而泪水带给她的安慰也不像之后那么多。她感到麻木，整个人封闭起来，身体状态也近乎崩溃。

再次注意一下对躯体被损坏的经验的描述，使用了"崩溃"这个词，好像是一种由真实外在丧失引起的内在后果。丧失儿子的痛苦激起了这位女士的无意识幻想，在幻想中她攻击了内在爱的客体以及真实的外在客体，她死去的儿子：

在这个阶段，通常每天都会做梦的 A 太太，因为潜意识深刻否认她真实的失落，而完全停止做梦。但在这一周结束时，她做了这个梦：

> 她看到两个人，一个母亲跟一个儿子。母亲穿着一件黑洋装。做梦者知道这个男孩子已经死了，或即将死去。她没有感到哀伤，但是对这两个人有一丝敌意。

这个梦明显否认了悲伤，尽管其他感觉（有敌意的迹象）仍然存在。在她的联想中，A 太太记起了一些让她感觉很强烈的事：她哥哥接受他同龄校友 B 的辅导。B 的母亲表现得高高在上，而她母亲则显得很沮丧。她的联想带出了一段重要的回忆，A 太太

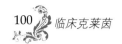

她自己觉得，仿佛有令人害怕的耻辱降临在她原本很崇拜而爱慕的哥哥身上，以及整个家庭。这个比她年长几岁的哥哥，本来在她眼中拥有充分的知识、技巧和力量——是集合所有优点的化身。但是她发现他对学校课业的无能之后，这个理想就粉碎了。然而，她之所以对这件事有这么强烈而持续的感觉，始终觉得这是无可挽回的不幸，最大原因是这似乎实现了她想伤害哥哥的希望，进而引发她潜意识中的内疚感。

似乎 A 太太生命中极为重大的事件——丧失她的儿子——在梦中以一种伪装的方式呈现为对哥哥的羞耻感。他失去了受到崇拜的位子，是一种不可弥补的不幸。这种伤害不可修复的感觉与三件事情有关：她哥哥的羞耻感；她儿子的死亡；以及她崩溃的内在状态：

> A 太太在梦中看到的那两个人是 B 同学和他的母亲，而在梦中她知道那个男孩子死亡，则是表达出 A 太太小时候希望他死亡。

克莱茵现在告诉我们，梦不仅要处理难过与悲伤，而且要处理敌意——指向一个过去的人物 B 的敌意。这是 B 应得的，因为他羞辱了她哥哥与母亲：

> 她在梦里的一个想法是："某个母亲的儿子死了，或将要死去。应该死去的是这个伤害了我母亲跟哥哥的一个讨厌女人的儿子。"

我们在这里可以看到在幻想中将丧失转移到其他人物身上的方式，这个人的重要性对她而言是逐渐减少的：从她的儿子，到她哥哥，再到她哥哥的校友 B。尽管梦中客体的重要性逐渐减少，克莱茵还是认为这与丧失儿子的悲伤有关：

> 她把她对哥哥的一些感受，带到对儿子的情感里。她爱她儿子时，也等于在爱她哥哥。与此同时，对哥哥的一些矛盾情绪虽然已经被她强烈的母性情绪修正，但仍转移到她儿子身上。

我们会得出可怕的结论：这位丧失儿子的母亲也藏匿着她对儿子的敌意，而他的死亡则是以一种特殊的方式最终让敌意成真。她在悲伤的过程中感受到的内疚被放置到无意识当中。因此，她大量地承受着无意识的内疚。

尽管她很崇拜和爱慕她的哥哥，她也妒忌他广博的知识，以及他在心理和身体上优胜于她。在她的梦中，因为内疚和懊悔，她减少了一系列感觉的重要性，并放置到无意识中。这种方式揭露了这个位置的一些主要防御，即躁狂防御的组成部分：否认、胜利感、控制内在客体。

否认：在她失去儿子的第一个星期，当她回避一切感觉时，内疚也通过回避被否认了：

> 我们现在来讨论这项分析素材显现的各种防御机制的交互作用。当个体失去亲人时，躁狂位置便会受到强化，其中否认机制特别活跃，所以 A 太太在潜意识里强烈否认儿子已经过世。

这是一种特殊的否认，否认的是内在现实、她的感觉，以及真实的丧失。

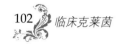

胜利感：但是，她重组了重要性：

> 当她无法再继续如此强烈地否认，又还无法面对痛苦和哀
> 伤时，胜利感，也就是躁狂位置的另一个元素，便受到强化。
> 如分析中的联想所示，这个思绪的内容似乎是："一个男孩子
> 死去，不一定带来的都是痛苦，有时候甚至带来满足。现在我
> 就报复了这个伤害我哥哥的讨厌男孩。"

胜利地贬低死亡的重要性是一种处理依赖的方式。被处理的男孩
B 正是所需要的知识的来源。病人试图创造一种不需要任何人、不存
在依赖的观点。这是一种痛苦的尝试，尽管被掩饰，包含了也把她儿子
看作不重要的人。

控制：她轻率地在幻想中通过自给自足的方式把重要他人降级，成
为不重要的人。他们变成了仅仅受她内在崩溃状态控制的事物：

> 但这项胜利是来自能控制内化的母亲和哥哥，以及打败
> 他们。

这位母亲的崩溃状态最初（第一个星期）是通过否认来处理的，不
过，在接下来梦中揭露的幻想中，死亡与哀悼的人物被重新安排：

> ……在这个阶段，对内在客体的控制被强化了，于是她自
> 己的不幸和哀伤也被置换到她内化的母亲身上。她的否认机
> 制再度开始运作。她否认自己的精神现实，否认自己与内在母
> 亲其实是同一个人，是在一起受苦。

重新安排是发生在内在的，她不再认同母亲，或是母亲的感觉。这是对崩溃的内在情形的全能控制。于是，情感上的丧失得到了处理。整个内在世界的感觉，以及内在的内容，都明显得到了控制。

位　　置

在那个时期（20世纪30年代），克莱茵把这一系列的焦虑、感觉、客体关系以及防御命名为"位置"——"抑郁位置"，她也使用"偏执位置"和"躁狂位置"等术语。她用位置的概念是为了与发展阶段相区别。弗洛伊德曾使用阶段的观点——口欲、肛欲，等等——仅仅用来表示本能冲动和根本的身体需求（如喂食、性等）的特点。能够持续地在抑郁位置进进出出，意味着不存在清晰的阶段顺序。外在世界与内在世界的互动，造成了焦虑，让主体持续在恐惧与关心之间摆动。主体会持续地进入与他的客体相关的典型位置。这些包括客体带来的满足，客体为典型的心理机制提供的协助，以及对客体的人性感觉。这些来回的摆动比弗洛伊德关于阶段与退行的概念更具流动性。

克莱茵于1935年提出抑郁位置时，她用偏执位置与它进行对照——一个先前章节中曾经多次提到的位置。不过，她理论的进一步发展，让她修改了"偏执位置"的概念，并称之为"偏执—分裂位置"，这是我们接下来要介绍的。

第七章

※

偏执分裂位置

    婴儿承受抑郁位置拥有的新感觉的能力，取决于它的内在安全感——也就是说，一个足够稳定的内在好客体。不过，是什么让内在拥有足够的安全感？或者，是什么让内在安全感不足呢？问题的答案在于克莱茵发现的儿童身上显著的攻击性与偏执状态。这些出现在极早期婴儿身上的状态，为内在世界的发展做好了准备。如果客体内化的过程充满了愤怒与敌意，即伴随着攻击性的撕咬、撕成碎片的幻想，那么内在世界的状态就会受控于怀有敌意的内在客体，因而充满迫害性（见第五章）。

    在20世纪40年代，克莱茵开始反思"偏执"位置的性质以及内在世界如何形成的问题。在此之前，她的注意力集中在对遭受坏客体攻击的担心，并与抑郁位置相比较，后者的焦虑涉及担心爱的客体受到损害，或是死亡，尤其是内在好客体。在1946年，她通过假设某些幻想的存在，迈出了更新的一步。在幻想中，当事人的心智因为自身的原因而处于危险当中——幻想中朝向自身的攻击性导致了一种支离破碎的恐惧。她认为，这便是婴儿最早的恐惧——对来源于自己内部的攻击的恐惧。于是，她和她的学生开始关注一些严重受损的成年病人，这些病人的心智似乎缺乏完整性，无法以一种整合的、连贯的方式运作：部分的心智失踪了。尽管这种状态主要在成年病人身上观察到，克莱茵却认为，它象征着生命开始时的幻想及体验的重现。心智与自体因为分裂而受损

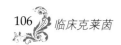

的状态,使得偏执阶段扩大。在这个意义上,她借用了苏格兰精神分析师罗纳德·费尔贝恩(Ronald Fairbairn)的术语"分裂",与她的"偏执"结合,创造了一个新的术语:"偏执—分裂"位置。

在发展的早期,人格的某些部分为了逃避令它们难以忍受的恐惧,便开始攻击能够觉察这些经验的部分心智。大部分婴儿都摆动在欣喜若狂与极度恐惧的状态之间,逐渐迈进抑郁位置的混合状态。不同的是,分裂的病人保留了朝向自身的攻击,目的是不让"好的"与"坏的"状态发生混合。因此,面对抑郁位置中爱恨交加的情感的能力严重受限。结果是,主体不断处于自己即将破碎的恐惧中。

分 裂 自 体

在这个新的观点产生之前,克莱茵认为,自我结构中拥有一个核心的好客体,内在世界因为这个客体而变得稳定,不过现在克莱茵认为,影响人格与身份稳定性的根本因素是朝向自体的攻击。不仅仅是好客体遭到了攻击(正如抑郁位置的矛盾情绪),被内摄的敌对客体也仍然处于未被自我吸收的状态。现在她开始探索部分自我以及自我功能如何被分裂开来:

> 正如我们所知道的,在矛盾情绪、冲突、内疚的压力下,病人常常分裂分析师,于是,分析师在某些时候是被爱的,在某些时候是被恨的。或者,分裂分析师的方式也可以是:他作为一个好(或坏)人,其他人成为相反的人物。不过,这不是接下来的例子中要讲的分裂,即病人身上发生的分裂。病人分裂自己身上对分析师有危险或有敌意的部分自体,例如,他的自我。他将朝向客体的破坏性冲动转向他的自我。(Klein,1946,p.19)

在本章中，我收集了各种各样关于自我被击碎的案例。与这种特殊的自体分裂有关的是另一个被克莱茵称为"投射性认同"的过程，我们将会在第八章对此进行讨论。

许多有关分裂的案例，描述的是一种非常奇怪的心智过程。我们必须再次回到心理严重受损的病人以及他们奇怪的心智上。随着我们继续浏览这些案例，我们必须有意地将日常思维放在一边，以便能够深入了解这类经验。第一次接触的读者，可能会觉得与自己的常识有异。不过这正是精神异常的特质，越靠近这种状态，我们越要将日常思维搁置。如果你是第一次读到这样的材料，最好允许自己留在费解的状态，继续往后看——如果你慢慢发现当中的魅力，之后再回读。

案例：失去感觉的男人

克莱茵描述了一个令人好奇的问题：这位病人无法感受到他自己或别人期待他会拥有的感觉。反之，他似乎感到平淡而空乏。病人真实地感到自己的某部分失踪了。他告诉分析师他感到很焦虑，但不知道为什么：

> 接着，他拿自己与那些比他更成功、更幸运的人做比较。这样的话语也会牵涉到我。非常强烈的挫折感、嫉妒与怨恨的感觉随之涌现出来。

我们看到这个故事的时候，正值病人在他的精神分析的过程中最终开始出现强烈的痛苦情感——与精神分析师有关的（虽然不是直接的）情感。不过，请注意发生了什么：

> 当我诠释说，这些感觉是指向分析师的，他想要摧毁我，

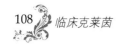

他的情绪忽然变了。他的声调变得很平缓，用一种面无表情的
方式缓慢地说，他感觉自己跟整个情境是分开的。他补充说，
我的诠释似乎是对的，但它很无关紧要。事实上，他不再有任
何的希望，也没什么是值得困扰的。

克莱茵呈现给我们一个戏剧化的时刻：在这时，病人的感觉真的消
失了。诠释让他去面对某些即刻的感受——朝向他那位看起来还算成
功的精神分析师。那一刻，他便失去了这些感受——一些十分明确的东
西消失了。那个经验转变为他身上真实的变化，即他的声调变平缓，以
及他的话（"这无关紧要"）。病人对诠释的回应是很有趣的。这无疑是
一个引人注意的回应，不过少了预期中会获得的缓解。相反，他对当下
的痛苦的意识引起了情绪弱化的效应。克莱茵把它解释为一种强烈且
具有破坏性的防御：

病人将自身的某些部分分裂出去，例如，对分析师有敌
意、会危及分析师的那部分自我。他将自己的破坏冲动从客
体身上移开，转向他的自我，以致那部分的自我暂时性地消失
了。在无意识幻想中，这就等于一部分的人格毁灭了。这种将
破坏冲动导向他部分的人格的特殊机制，以及接着发生的情绪
消散，将他的焦虑置于一种隐藏的状态中。

最初，他感觉自己对分析师的破坏性太强烈，或者太直接了，或者
两者都有。他的挫折感、嫉妒和怨恨都消失了。不过，重点是，它们不
仅消失了，好像从来没有发生过一样，而且还留下了一个非常虚弱的当
事人。他不再拥有情感连接——"他感觉自己跟整个情境是分开的"。
在他的经验中，某些东西变得无关紧要。于是，克莱茵认为，他感受到
的缺失是因为某种攻击，攻击的对象是他拥有那些感受的能力。而且，

她描述了一个特殊的情境：如果对分析师的攻击（挫折感、嫉妒以及怨恨的感觉）消失了，它们会以一种相当不同的模式再现，好像攻击朝向了自体，导致自我失去了某种功能。

这便是这类状态特有的焦虑：为一个人自身的完整性感到担忧。从这类临床现象中，克莱茵提出了她的看法：在病人无意识幻想中发生的是，他已经毁灭了部分的自己。不过，感觉也不是完全被毁灭了，他还是有感觉的——他感到自己在情感上是"分离的"。因此，她认为这是对心智本身的攻击。内在对毁灭的恐惧，不同于对迫害性坏客体的偏执恐惧。它可能会变成一种极为可怕的经验，克莱茵认为，当这样的经验达到某种强度时，它会成为精神分裂症患者身上的核心恐惧。

我们需要进一步的证据，来说明这些包含某种缺失的状态，实际上可以被看作对心智的攻击。例如，我们需要去区分这样的攻击与压抑（repression）的区别。压抑是将部分的心智内容置于潜意识中，排除在意识之外。不同的是，偏执分裂位置当中的分裂（splitting）机制，则是移除了心智的某个部分（部分自我）。在分裂攻击性的男人这个案例中，我们能够看到压抑与分裂之间的对比。在下一个案例中，我们可以看到病人人格中深度的分裂所导致的自我意识功能丧失，以及该病人因此失去判断力的现象。

案例：失去需要的能力的女士

在这个案例中，病人的一个梦真实地刻画了：她的自体失去了对某些重要情绪状态的感知能力（以失明的形式呈现）。这位女病人是一名躁狂－抑郁症（manic-depressive）患者，在接受精神分析的过程中，她的症状有显著的改善。克莱茵提出，随着精神分析的深入，她周期性的情绪变化停止了，她的人格以及客体关系也有所改变：

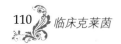

各种各样的进展，以及真实的幸福感（而非躁狂性质的）
出现了。然后，由于一定程度上的外在环境，另一个阶段开始
了。在持续了几个月的最后阶段中，病人以一种特殊的方式配
合着分析。她总是有规律地到达，联想也相当地自由，还能够
报告梦，为分析提供材料。不过，对于我的诠释，她没有情感
上的回应，还常常蔑视它们。

我们必须注意这些失踪的情感回应，似乎有点像前一个病人身上
短暂出现的状态。对于无法感受到这些状态，这个病人也有所觉察，用
她自己的话说，这是一种"隐藏"。当分析师指出这些情绪（诠释），她
呈现出特殊的攻击性（蔑视），取代了拥有这些感受的状态。当然，缺失
的情感回应也可能是因为诠释做错了。不过，意识层面的蔑视暗示了：
病人对诠释做了些什么，由此可见诠释也并非毫无价值：

在这个阶段，她决定要结束分析。外在环境强烈地支持着
她做这个决定，她明确了最后一次会谈的日期。

意识层面结束分析的决定，与病人意识层面拒绝承认分析工作的
重要性是一致的。结束的原因显然很符合现实，不过，可能有其他潜意
识的因素隐藏在这些现实问题之下。例如，对诠释的拒绝以及对分析
终止表现出的明显的冷漠，都预示了存在一种朝向自体的攻击，毁灭了
她对自己情绪反应的意识（这与我们所见到的上一例病人的防御一致）。
事实上，蔑视的态度代表的是她朝向被诠释激起的情感的攻击。我们
可以核查一下所有的这一切吗？换句话说，有一个无意识的反应被销
毁了，只留下意识层面放弃精神分析的决定？事实上，最后一次会谈当
天所报告的梦，说明了这个问题：

……有一个非常担心自己会失明的盲人，似乎在通过触碰病人的衣服来获得安抚，但他发现它那么紧。梦中的衣服让她想起了自己的一条连衣裙，裙子的纽扣高到喉咙处。病人进一步给出了另外两个关于这个梦的联想。她犹豫地说，梦中的盲人是她自己……

我们可以看到，梦中的一个人物似乎是病人她自己的一部分，不过，显然这时呈现的是疏远的部分，因为它在梦中是以另一个人（失明的男人）的身份出现的：

……当提及纽扣高至喉咙的连衣裙时，她谈到自己又一次进入了"隐藏"的状态。

这一联想将她的"隐藏"状态联系到纽扣很高的状态，即她情感被切断的状态。不过，梦的内容似乎传达出她对这种隔断状态的兴趣——盲人在触摸这绷紧的连衣裙；也就是说，实际上她很担心这种状态。然而，她在意识层面却无法觉察到这种担心——好像是失明了。我们可以说，梦用它的方式呈现了一系列被消除的反应：

我对病人说，在她的梦中潜意识想表达的是：她对自己的困难视而不见，关于分析以及生活中的各种情况所做的决定并不符合她的潜意识理解。这点同样也表现在她承认自己进入了"隐藏"状态，意味着她正在切断自己。她已经在分析先前的阶段中对这样的态度有过充分的了解。因此，潜意识的洞察，甚至是意识层面的某些合作（识别出她自己是那个盲人，以及识别她进入了"隐藏"状态），仅仅来自她人格中孤立的部分。

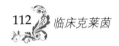

这个梦似乎展示了病人的人格结构是如何被分裂开的：部分的她看不见自己对分析的需要，因而决定结束分析；另一部分的她会感到担心，能够觉察到她的"隐藏"与切断状态，这样的担心也是她能够意识到的，只是屈居于一种失明的状态，与她剩余的部分（或者与分析师）失去了联系："她的各部分人格不仅无法与我合作，它们之间似乎也无法合作。"她的担心，与她想要结束分析这种自满的决定，似乎象征着她自己真实的分裂。两者之间分裂得太开了，以致无法形成普通的心理冲突，因为对其中一种的觉察被完全破坏了——失明。而她看见自己遭受攻击的能力（自己的分析），也无法与剩余的人格接触，当所有的目的与意图被毁灭之后，即使是对她隔断状态的精神分析探索，她也变得视而不见。因此，这个病人实际上分裂了她觉察内在真实感觉的能力。

这一过程所包含的攻击特性也出现在下一个案例中。一位受到极端凶残的攻击状态困扰的病人，最终诉诸暴力的幻想，梦中显示的幻想说明她人格中儿童的部分被杀死了。之后的一个案例（变宽的男人）也描述了类似的自我毁灭机制，并且达到了更极端的程度，触及彻底的精神病性心智崩溃。对于自体中高度破坏性的关系的最新理解，则表现在反常的内在关系这个案例中。

案例：邪恶的孩子

在另一个简短的案例中，克莱茵清晰地展示了攻击性如何转向部分的自己，并杀死或毁灭它。病人的自体被分裂为儿童的部分和试图对这个儿童进行控制的部分：

> ……一位女性病人梦见自己不得不对付一个邪恶的小女孩，这个小女孩正在算计要谋杀某人。病人试图影响并控制这个孩子，想对她进行拷问逼供，这样做是为这个孩子好，不过

她并没有成功。我也进入了她的梦境，病人觉得或许我可以帮
她对付这个孩子。

在梦中，这个孩子不得不对某人坦白，而病人也来到了分析师身
边；这两种相似的描述暗示了这是同一个进行坦白的人的两个版本。在
这个例子中，克莱茵省略了对梦境的联系，总结说：

> 当然，孩子可能也代表的是过去的各种人物，不过在这个
> 情境中，她主要代表病人自体的一部分。

病人邪恶的、具有谋杀欲望的孩子部分必须得到控制，也必须被供
认——也就是说，它必须被带到分析会谈中去寻求帮助。精神分析师需
要为病人的自我挣扎提供帮助。这个梦接着出现越来越多的绝望：

> 接着，病人将这个孩子吊在树上，试图吓唬她，也想要阻
> 止她去作恶。

梦的发展预示着病人用一个粗暴的方法去处理（杀死）谋杀的冲动。
有一部分的自体现在受到了威胁：

> 当这个病人想要拉绳索，意图杀死这个孩子时，她惊醒
> 了。在梦的这个部分，分析师依然出现了，不过却保持着闲置
> 的状态。

因为病人在梦中觉得精神分析师是不活动的（它代表了在晚上难以
获得分析师的帮助），我认为，因为她得不到帮助，才诉诸更暴力的方
式去控制这个孩子，即杀死她——实际上，是杀死（消除）她人格的一

部分。因此，梦中呈现出对于控制她自己感到越来越多的绝望，并且随着处境变得绝望，攻击性也变得更暴力、更原始（从控制到杀死），于是，病人从想要谋杀某人转变为想要杀死自体的一部分。攻击性转向**病人自我的一部分**——被认为"坏"的儿童部分。因此，来自超我的、想要压抑婴儿攻击性的严厉尝试失败了，同时一种原始的防御开始活动：分裂并毁灭性地攻击部分的她自己。

　　攻击自体，这种极端的防御，是应对难以忍受的攻击状态的最后手段，病人不顾一切地想要控制这样的状态。接下来的一位精神分裂症病人，对他自己的心智进行了毁灭性的攻击，这不再是最终的防御，而是成了他的习惯。精神分裂症的特点就是拥有一个破碎的心智，以及病人对此的恐惧。

　　赫伯特·罗森菲尔德（Herbert Rosenfeld）是克莱茵的一名学生，曾经在医院里分析过这类精神分裂症的病人。他发现了自我或自体的某种分裂，不过程度没有我们在前几个案例中看到的那么清晰；相反，这是一种粉碎的状态。这种多重分裂严重妨碍到心智运作，到达心智失常的地步。这是典型的精神分裂症人格，这些内在攻击对自己造成的损害是如此严重，导致了一种程度较重的冷漠与惰性。病人失去了恰当的感觉，以及合理思考的能力。这与上述病人在程度上有所不同，在上述那些病人身上，自我的某些不相关的、确定的部分消失不见了（没有恰当的情绪回应：*失去感觉的男人*；分析的动机失踪了：*失去需要的能力的女士*）。由于病人的许多方面被分裂出去，这会侵蚀他的觉察能力，导致他无法体验到生命的任何意义。较为典型的是，精神分裂症患者长期处于冷漠的状态，当他们受到情绪影响时，只有奇异的、有时甚至是暴力的表现。

案例：变宽的男人

在这个案例中，病人似乎很少跟精神分析师接触。他是一名慢性精神分裂症患者，因为心智严重受损而无法维持思考与沟通的能力。在以下会谈之前，他曾经袭击一名护理人员：当他正在与自己的父亲及护士喝茶时，忽然袭击了这名护士，猛烈地将她撞向大厅。那时她正亲切地将手放在他的肩上。这次袭击发生在星期六：

> 在星期一和星期二这两天，我发现他很沉默、也很戒备。星期三，他可以多说一点儿了。他说自己已经摧毁了整个世界，接着说，"害怕"。他有好几次提到"伊莱（Eli）"（神）。

在这里，我们看到了慢性精神分裂症病人典型的沟通方式——冷淡、不连贯、破碎。病人相信自己的心智正处于这样的状态。在某种意义上，他真的摧毁了他的世界的意义：

> 当他说他看起来非常沮丧，他的头垂到了他的胸部。我诠释说，当他袭击护士 X 时，他感到自己已经摧毁了全世界，他觉得只有伊莱才能校正他的所作所为。

看起来，一旦我们意识到最近发生的事件以一种极端的（且灾难性的）方式影响着病人，这些不完整的语言的意义事实上是可以恢复的。不过，我们要同意罗森菲尔德的观点吗？他确实发现了正确的含义吗：

> 他保持沉默。

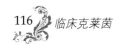

这样的回应让我们无法马上接受诠释是有效的。于是，罗森菲尔德继续说：

> 我的下一个诠释是：他不仅感到内疚，而且害怕来自内在及外在的攻击，在听完这个诠释后，他变得更愿意交流了。他说："我无法再忍受了。"

罗森菲尔德修改了他的诠释。除了抑郁位置的情绪（内疚），他加入了偏执分裂位置的情绪（害怕）。于是，更加直接的接触时刻似乎出现了，即一个直接的回应——"我无法再忍受了"。这是一个非常醒目的情感回应：绝望。似乎这也是本次会谈中首次出现能够沟通的状态。不过，这个病人接着就退回到无法沟通的状态中。

> 接着，他盯着桌子看，同时说道，"一切都变宽了，所有的人将会拥有什么样的感觉？"我说，他无法忍受自己内在的内疚与焦虑，于是把他的抑郁、焦虑和感觉，以及他自己，一起放到外面的世界。由此导致的结果是：他觉得变宽了，分裂成很多人，他想知道所有这些自己的不同部分将会有什么感觉。

这是一个格外详细的诠释，建立在几乎没有联想的情况下。也许这是来自分析师的直觉，或者是他先前的经验就包含了对病人这种模式的了解。这也是一个高度创造性的诠释，它的妙处在于对精神分裂症病人身上惯有的分裂与投射机制的了解。在我们检查病人对此的回应之前，先让我总结一下诠释试图恢复的意义。罗森菲尔德将病人提供的信息概述成一个连贯的（虽然很怪）幻想：将毁灭性的攻击转向自体，可用于处理与护士之间迫害性的情境（无论什么原因）；于是，支离破碎的自体散落在大量的其他客体身上。他告诉了病人这个幻想。

病人的自体被投射出去，真实地放置于外在客体身上，这样的幻想被称为"投射性认同"，在第八章，我们将看到更多关于这个古怪过程的案例。在这里，非常具体有形的幻想成了现实，病人将心智散布在外面的过程确实会将他掏空，让他感到非常无助，他的世界的意义也变得支离破碎、散落一地。从病人随后的回应可以看出这一惊人的诠释的正确性：

> 接着，他看着自己某个弯曲的手指，说，"我不能再这么做了，我完全不能这么做。"

又一次，他突然跟我们传达他沉重的绝望。它是那么直接而且清晰，充满了情绪，分析师及我们都能够感触到，

> 在那之后，他指着我的一个也是略微弯曲的手指，说，"我很害怕这根手指。"

某种认同的过程发生了，病人的某一部分（他那弯曲的手指）与分析师的某一部分（同样拥有一个弯曲的手指）发生了联系。罗森菲尔德把这个看作对他诠释的确认，在一个外在客体（这一刻的外在客体是分析师）身上发现了病人的某些东西——他那弯曲的手指。不过，病人投射的是自己的哪部分呢？病人的手指又代表了什么？

> 他那弯曲的手指，常常象征着他的疾病，也成了他受损的自体的代表……我对他诠释说，他将自己以及他无法应对的问题都放到了我里面，很担心他会把我变成他自己，现在也开始担心我会把这些归还给他。

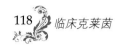

两个弯曲的手指这一巧合，提供了一个怪异但却有效的沟通方式。病人觉得自己的心智受损了，他的手指足以代表他那受损的部分。分析师受伤的手指在病人看来，表明他确实已经将自己受损的心智驱逐并放入分析师内部。弯曲的手指具备某种沟通的功能，成了病人对分析师进行投射的有形证据。对分析师心智的投射，对病人而言，与他撞击护士 X 头部一样真实。精神分裂症的病人会认为，他受损的心智，通过投射的过程，现在已经占据了分析师。

放置在精神分析师身上的疾病与无助，使病人相信精神分析师同样也被弄伤了——"这位男士将会有什么样的感觉？"因此，罗森菲尔德明白，病人担心的是分析师在那一刻受损了，他将不再拥有一个能够提供帮助的分析师。同时，病人也认为自己要为失去精神分析师的帮助负责——他的"变宽"（投射）、进入外在客体，使客体受伤。

> 他的回应显示了他的焦虑：他担心我可能要停止治疗，他明确地补充说，他希望我能够继续见他。

很明显，病人待在一种能够沟通的心智状态中（清晰地表达他的焦虑）。沟通形式的异常变化，以及病人与分析师之间明显增加的接触，预示了这些诠释大体上能够触及病人身上某些重要的东西。精神分析师成功地为病人恢复了意义，于是他获得了拥有一些心智与感受的意识；此外，他沟通的能力也开始恢复。在这个过程中，诠释引出了病人更多的材料，这将激活更多赋予意义的诠释。对此，我们的总结如下：

联想：他那沉默寡言、沮丧的态度，以及支离破碎的语言。
诠释：病人的攻击已经摧毁了世界。
联想：他变宽了，等等。
诠释：由于担心自己的攻击，病人将部分的自己投射。

联想：他指着自己弯曲的手指，以及分析师的手指。

诠释：将损害与疾病投射给分析师。

联想：担心对分析师造成伤害，失去分析师。

将病人的意义放回到一起，变成连贯的言语沟通，这使病人能够更努力地去理解自己，去跟精神分析师沟通。

这类材料的一个重要特征是明显地运用投射，不像先前章节中的案例，重在内摄的过程。事实上，从20世纪50年代开始，克莱茵学派的精神分析转变了方向，开始理解那些瘫痪性的投射过程的重要性及普遍性。

精神分裂的过程

威尔弗雷德·比昂（Wilfred Bion）延续了克莱茵及罗森菲尔德对精神分裂症病人的探索。他强调主体（或自我）攻击自体的某个特殊部分——认识现实的能力。

案例：失去视觉的男人

比昂描述的一位病人，努力地想要表达他感知能力出现的状况，尽管一切对心智的束缚都源自他对自己能力的毁灭性攻击。

某天早上，他晚了15分钟到达，并躺在沙发上。他花了一些时间，从一边转到另一边，显然是想让自己变得舒服。终于，他开口说："我不认为我今天必须做点什么。我应该打电话给我妈妈。"他停顿了一会儿，接着说："不，我认为它应该像这样。"一段更长时间的停顿，接着说，"没什么，除了一些肮脏

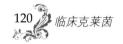
的东西及气味"，他说，"我想我已经失去了我的视觉。"25分钟的会谈时间就这样过去了。

我们现在可能已经很熟悉精神分裂症病人的这种破碎的沟通方式。他几乎失去了沟通的能力。不过，他的确传达了他很无助的信息，以及自我攻击性质的指责。不过较为特别的是：他报告说自己失去了视力。比昂在讨论了相当多以往的会谈内容之后，最终做了一个诠释。我已经把这些过往的会谈内容放在本章的附录中。最终，分析师告诉我们：

> 我告诉他，他觉得这些肮脏的东西和气味是他让我造成的，同时他也觉得他已经迫使我将它们清除出去，包括他放在我这里的视力。

我省略了支持这个诠释的联想，不过这个诠释描述了精神分裂的过程：自我因为遭到攻击而瓦解，病人部分的心智——他的视力——被转移到分析师的内部。这有点像克莱茵的病人（失去感觉的男人和失去需要的能力的女士），以及上一个案例中罗森菲尔德的病人将他受损的部分放入分析师的内部——分析师弯曲的手指所意味的"变宽"。在这个病人看来，分析师应对投射的方式，是将这些扰人的东西再一次像粪便或屁屁一样排泄出去。这就是分析师的诠释。作为回应：

> 病人痉挛性地抽搐着，同时我看见他小心翼翼地检查他周围的空气。

病人的这种回应，好像诠释带给了他躯体上的冲击。他的谨慎让比昂继续做出了以下诠释：

于是，我说他感到自己周围环绕着一些坏的、有气味的部分，包括他的眼睛。他觉得已经通过肛门将眼睛排泄出去了。他回应说，"我看不见了。"接着，我告诉他，当他为了避免痛苦而想要摆脱某些能力时，他感觉到自己已经失去了视力，以及他跟母亲或是跟我谈话的能力。

在他最初的解释中，比昂描述的材料指出了病人卸掉自己的视力时能够"看见"什么。因为无法拥有一个能够看见、领悟、制造并容纳意义的心智，这个病人和其他精神分裂症病人一样，拥有一个致力于"驱逐"经验的心智。比昂如何得出这样的结论？这是一个复杂的精神分析性推理过程，初读本章时最好先行略过。不过，在本章的附录中，包含了关于这点的粗略解读，虽然阅读比昂原文可能会更好。关于病人运用心智来驱逐其内容以及自己受损部分的方式，随后的诠释为我们提供了进一步的思考。我们可以跟随病人对比昂诠释的回应，看到他的视力已经被分裂、击碎，并且被驱逐：

病人：我的头正在分裂，可能我的墨镜也是。

对此，比昂补充说，他在几个月前曾经有一次戴过墨镜。

分析师：你的视力已经回来了，不过却分裂了你的大脑；你对它的所作所为让你觉得它是非常坏的视力。

病人已经重新找回看见的痛苦，这种痛苦曾让他驱逐自己的视力。病人觉得眼镜要为他重新获得视力负责——眼镜也代表了分析师，或者至少是分析师帮他找回经验的意义的功能。因此，眼镜代表了他所认为的坏视力（象征着黑暗，承载着他身上坏的、愤怒的、想要报复的部

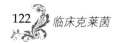

分，会伤害他——与排泄物一样的黑暗）。

> 病人（痛苦地移动好像在保护他的直肠）：什么都没有。
> 分析师：好像你的直肠有点什么。
> 病人：道德的束缚。
> 我告诉他，他觉得自己的视力与墨镜是一个会惩罚他的良心，需要在一定程度上摆脱它们来避免痛苦，一定程度上也是因为他用它们来监视我和他的父母。

就像罗森菲尔德的诠释，上述诠释对扰乱病人心智的过程进行了创造性的重构。这是一些"精神病性的问题"，与较为普通的日常问题不同，对精神病人来说是痛苦的刺激。事实上，比昂给出的下一个联想指出的正是这样一个问题——病人需要忍受因为即将来临的周末而面临分离的想法。病人继续说：

> 周末：我不知道自己是否能经受住。

正如罗森菲尔德的病人变宽的男人一样，这个病人恢复到了一个更能正常接触的状态：

> 在这个例子中，病人觉得自己已经修复了接触的能力，因而能够告诉我他的周围发生了什么。

分析师找回了病人心智的某些部分。在解释中，比昂又一次说明了再次拥有这种接触对病人而言是多大的伤害。我们将在下一章详细介绍分析师通过这种方式还原病人部分心智的功能。

攻 击 连 接

之后，比昂重构了攻击自体的理论，提出某种特殊的攻击，朝向建立连接的能力——心智内部的连接，例如"将两两放置在一起"；或者是一个心智与另一个心智之间的连接；又或者是通过知觉器官与现实做连接。下面的案例是比昂的另一个病人，他的困难是无法维持内在状态之间恰当的连接，这些状态也无法沟通。

案例：结巴的男人

比昂简短的说明显示了心智运用"攻击连接"最常发生在言语之间：

> 我有理由给病人一个诠释，去澄清他喜爱的感觉。他喜爱的是母亲对付一个倔强孩子的能力。病人试图对我的观点表示赞同。虽然只需要说几个字而已，明显的结巴打断了他的表达，使他的话拖了一分半钟才说完。

我们可以看到，比昂把结巴看作病人攻击并打断自己话语的过程。病人肢解了某些东西——他原先的赞同。这有点像慢性精神分裂症病人那种破碎的语言。结巴隔开了语言和声音。这是导向自体的攻击的延伸。他攻击了自己连接词语的能力，攻击了为他的心智与他人（他的分析师）的心智提供连接作用的词语，这样的攻击似乎出现在病人觉察到他与母亲之间充满感激的连接之后。比昂认为，这些事件是一种攻击的表现形式，即对病人的某部分心智近乎毁灭式的攻击，遭受攻击的这部分心智可以认识到诠释的意义，因而能够通过回应来进行沟通。比昂继续说，有证据表明这种针对自己的攻击确实是很凶残的，会引起死

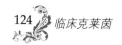

亡恐惧（在这个案例中呈现为溺死）：

> 发出的声音有点上气不接下气；喘气的过程夹杂着咕噜声，好像他正浸在水中。我把他的注意力转向这些声音，他也赞同这是一些奇怪的声音，并提到了我刚才给出的描述。

窒息与溺水的死亡特质，清晰地呈现在他与病人共同创造的图像中。于是，表达的这些产物（结巴）是在驱逐当它们的连接被凶残地切断以后的残余话语。在某种程度上，沟通仍旧存在，不过沟通的内容是病人心智的绝望状态，而不是先前的内容。

正如我们在本章中所看到的那些例子一样，这种分裂与破碎的过程多与投射的过程有关。偏执分裂位置的防御过程——尤其是分裂与投射——造成了异常的认同形式；同时，由于自己造成的伤害，导致了一种人格弱化的内在状态。这会妨碍病人建立安全稳定的内在好客体的过程，危及稳定的核心幸福感。病人面对抑郁位置痛苦的担心与内疚的能力也随之减弱。这些投射的过程也会成为内摄过程问题的来源，而稳定人格的形成需要仰仗好的内摄过程。身份的形成建立在持久的自体感与自信之上，以之后到达的抑郁位置为基础。

因此，迈向更现实的客体连接的重要步伐并没有真的开始，当事人会极为快速且剧烈地从抑郁位置的感受中复原。于是，偏执的焦虑，偏执分裂位置的客体关系与防御，又再一次占了主导。当事人保留了严重障碍的倾向，常常是精神病性的。另一方面，当偏执分裂位置进展顺利时，内在客体与自体都会少受很多伤害；主体也因而能够获得较强的力量，为进入抑郁位置的过程建立基础。

精神分析师们报告的这类材料，即典型的精神分裂症思维，是很不寻常的。在一定程度上，病人心智中非精神病性的部分，可以部分地意识到（这部分的意识也受损）发生了什么。这部分，仍然具有沟通的能力，继续尝试表达那些残留的意识状态。病人对于重建他们的心智感到绝望，需要一位精神分析师的帮助，分析师能够理解并修复已经被摧毁的意义及沟通。由于沟通的手段因心智受损而严重受阻，病人主要诉诸异常、有形的象征形式，比昂称之为意符（ideogram）（见本章附录）。

罗森菲尔德的工作和比昂后期的说法，与弗洛伊德较早的观点不同。弗洛伊德认为，精神分裂症的病人无法与分析师建立关系。事实上，他们是可以的，只不过是建立一种非常奇怪的关系。比昂描述了它的双重特质：病人的某部分（精神病性的部分）摧毁了他们世界的意义，并且以精神病性的幻想重构他们的世界；而另一部分（非精神病性的部分）虽然遭受粉碎性、解体性及妨碍性的攻击，却寻求与分析师建立连接。弗洛伊德在他的晚年也的确提到了类似于这种分裂的东西：

> 即使病人曾处在这种远离外界现实的状态中（一种幻觉式的混淆状态），当他们恢复后的某段时间内，我们可以发现，他们心智的某个角落（用他们自己的话）隐藏着正常的人格，就像一个独立的旁观者，看着疾病的骚乱离开他。（Freud，1940，pp.201-202）

就我们在本章所见到的案例而言，病人的某部分努力想要与分析师建立连接，将部分他们觉得已经完全受伤或被摧毁的心智存放在分析师那里——疾病在罗森菲尔德的病人身上呈现为弯曲的手指，比昂的病人则是视力受损。病人将受损的自体部分存放在精神分析师处，这种连接的形式是一种重要的发现，使得克莱茵学派的研究在随后的这些年开始重点关注投射的过程。

比昂的工作也深深地影响着克莱茵学派分析师应对病人沟通的方式。不同的病人——同一个病人的不同部分——沟通的方式也会有所不同："非精神病性的人格会涉及神经症的问题，也就是说，问题在于解

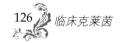

决由自我的运作引起的冲突观念与情感。而精神病性的人格涉及修复
自我的问题……"（Bion，1957，p.56）。在意识到病人想要沟通的并不
仅仅是隐藏的信息之后，克莱茵学派的临床实践发生了改变——病人想
要沟通并寻求帮助的，是一个不再能够携带重要信息（不管隐藏与否）
的心智。

在下一章，我们将看到更多关于心智（自我或自体）完整性被打破
的研究。

附录：作为排泄器官的心智

比昂对他的病人（*失去视觉的男人*）进行了分析，"他觉得自己失去了视觉，也失去了跟他母亲、跟我谈话的能力，他摆脱这些能力是为了避免痛苦。"当他让病人重新收回自己曾经驱逐的视力时，病人感到一阵身体抽搐。病人曾经经由肛门驱逐他的视力，令其进入分析师内部，接着分析师也驱逐了这部分视力。

比昂基于前面几次精神分析的会谈对这个病人做出了诠释，他跟读者谈到过这些会谈。在那些会谈过程中，比昂专注于病人在躺椅上的活动，这在整个精神分析的过程中都是特别的。比昂回忆起多年前在较早的一次会谈中，病人在躺椅上的活动与病人的疝气有关；不过最近当治疗师对于病人在躺椅上的活动提出疑问时，得到的回应是"没什么"——意思是"管好你自己的事"。不过，比昂注意到，病人最近对一个刚刚报告的梦也评论说"没什么"，比昂将这个梦与他对活动的"没什么"做了连接。病人对此表示赞同，当比昂推动他更进一步，提醒他，他曾经知道活动与疝气有关时，他补充说，"那没什么"。这种思考方式，通过更表面、更有形的方式使用文字，是非常令人困惑的。对于"没什么"这个词的特殊使用，有点像彼得（*游戏受抑制*）的口头禅"不，那样不好"——虽然彼得自我表达的方式比较不那么古怪。

"那没什么"表示有些东西是相等的，或者是有些东西被降级为无关紧要的。在这个案例中，病人指的是分析师刚刚提到的疝气。于是，比昂完成了他的推理——"没什么实际上是疝气。"病人回应说，"不知道，只是疝气。"比昂解释说，持续进入联想的"没什么"或"不知道"，有着特殊的意义。"没什么"这个词被放到"疝气"这个词的位置使用，与肛门拒绝性的驱逐有关。因此，"没什么"和"不知道"是驱逐的最终结果，通过他的疝气（肛门）驱逐的是某个东西或观点。在比昂看来，

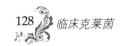

这是精神分裂症病人典型的特征。他称这些为"意符"的凝缩使用，而不是语言。

事实上，就像病人自己说的，非严格意义上说，一个观点就是"不知道"，他并不打算使用他的心智去涵容或思考事物。不过，病人继续尝试着通过有形图像的形式表达他的疝气、活动意味着什么。类似地，罗森菲尔德的病人用弯曲的手指作为一种特殊的尝试，表达他造成的疯狂与损害。这样的景象，一个意符，并不是可视的，更多是被分析师感受到的——在比昂的案例中，是一种单调感，意义被排空。当病人说"那没什么"来回应活动与疝气之间的联系时，他彻底破坏了领悟的意义。不过，意符也传达了更多的内容。事实上，它也表达了病人对分析师的绝望。它传达了他的期待：分析师只能制造一些肮脏的（排泄的）残留物，是病人需要寄存在分析师那里的东西。

病人的评论"没什么""不知道"，代表了一些裂缝、空虚、自我功能（如领悟力或赋予意义的能力）的缺失，这些自我功能通过肛门驱逐被移除（分裂出去），就像肠内受损的排泄物（疝气）一样。比昂描述的驱逐排泄物与亚伯拉罕材料中报告的躁狂－抑郁病人有着直接的一致性，那些病人把肛门的使用与驱逐爱人等同起来。

比昂详述了一个理论，有关人类心智发展的两条发散路径。其中之一是发展出一个"器官"，用来拥有或涵容思想；另一条是发展出一个用来驱逐思想的器官。后者即是精神病人的困难处境。通过驱逐的方式处理经验，会让精神病人失去很大一部分心智，他变得几乎无法继续任何心智活动。这个过程严重地损害了痊愈的过程本身。比昂的另一个以意符作为沟通形式的病人说：

> "我不知道我是什么意思"，（比昂假设他说的）是清晰的英文。我花了好长时间才意识到他说的不是英文，不过在6个月之后，我确实意识到经验是即刻发生的。他是一个意符。他

是某样东西，这样东西原本应该提醒我有人躺在沙发上。这个人是有意义的，我可以对他说，"你不知道你的意义，不过你期待我能够知道，当我看到有人躺在沙发上时，那是两个人正在性交"。病人的"意思"是，他的父母亲，或两个人，正在性交。（Bion，1974，p.13）

延缓对明显的意义做出评判，不让自己以日常的方式"认识"病人的意思，会创造一种来自"意符"沟通的新知识。比昂把"我"解释为病人的原始存在，他躺在沙发上的身体。他的存在是有意义的：意味着（他父母）之间发生的性行为。于是，性交是病人不想知道的。他摧毁自己认识的能力表现在意符中——"我不知道……"等——不过它也表现在病人无法按照普通常识使用词语，随后使用"毫无意义"的意符进行沟通。意义似乎就是"没有意义"。这是摧毁创造意义的能力的最终结果。

第八章

✳

投射性认同

克莱茵在儿童及婴儿身上看到了由愤怒与憎恨引起的危险，并在1946年对此进行了反思。这样的危险形式多样，其中一种攻击形式来源于肛门与尿道的冲动，意味着将危险物质（粪便）排出体外，放入母亲体内。

> 与有害的排泄物一起，通过带有憎恨的驱逐过程，被分裂出去的部分自我被投射到（onto）母亲身上，或者应该称之为，投射入（into）母亲体内。这些自体的排泄物与坏的部分除了打算伤害客体之外，它们还希望控制并且接管客体。（Klein, 1946, p.8）

克莱茵把这种现象称为"投射性认同"。上一章提到的精神分裂症的病人，提供了许多与此相关的例子。例如，在变宽的男人这个案例中，病人觉得他的人格或自体在跨越了多个外在客体后变宽了，这些外在客体代表的是他自己分裂的部分。在这个过程中，他的心智受到了攻击，被损坏了（破裂了），于是，在幻想中分裂开的部分被投射出去。

克莱茵认为，这是最早期攻击性客体关系的原型。到目前为止，由于母亲包含着坏的自体部分，她不再被认为是一个独立的个体，而是被当成坏的自体（Klein, 1946, p.8）。部分自体被重新放置的幻想，与排泄粪便的肛门冲动有关。对婴儿而言，无意识幻想是相当真实的。它坚信上述过程是真实的叙述。婴儿的某些部分处于自我边界之外的其他客体内部——也就是说，在一个外在客体内部。于是，一种奇怪的身份出现了。在某种程度上，婴儿就是这个外在客体。这个外在客体（比方说，它的母亲）也就是婴儿本身，而不仅仅是与婴儿有关系的人。

这些信念起了决定性的作用。主体可能会认为部分的自体已经丧失——于是他真的出现被掏空的感觉，正如案例失去感觉的男人及失去需要的能力的女士所呈现的——主体也可能会把外在客体经验为自体的一部分，当作自体的附属品（*变宽的男人*）。这些幻想的全能性，不亚于将外在客体安置在躯体内部使其成为内在客体的想法（见第五章）。幻想的过程常常出现在攻击性大爆发的时候，对幻想的坚信不疑让客体成为恐惧的对象，好像客体真的是攻击行为的化身。

问题是，如何抓住这种经验：这是一种什么样的感觉呢？对于去理解、用言语表达并交流这些经验，克莱茵是持消极态度的，因为"描述这种原始的过程会遇到很大的障碍，这些幻想出现在婴儿还没有开始用言语思考的时期"（Klein，1946，p.8，脚注）。虽然如此，我们还是试图提供一些关于这类经验的看法，至少说清楚精神分析师是如何发现这类经验的。接下来这位病人的材料传递出一些（意识或无意识层面）驱逐过程的经验。

案例：被当作厕所的客体

赫伯特·罗森菲尔德（Herbert Rosenfeld）有一位偏执型的男性精神病病人，周期性地出现强烈、兴奋的同性恋行为：

> ……在记忆中，他曾兴奋地坐在父亲的膝盖上，伴随着将粪便拉在裤子上而不让父亲知晓的幻想。在这段记忆出现之前，

他屡次对自己脑海中的某些感受与想法感到非常焦虑与抑郁。

我选择这个案例是因为它为肛门功能（排便）提供了清晰的证据，父亲的膝盖似乎被当成了厕所：

> 将脑海中的想法告诉我的过程，足可以令他感到释然、高兴。

通过跟分析师表达自己而获得的宽慰，与他童年时期在父亲膝盖上排便的幻想之间的联系，具有某种挑衅的意味。将他的某部分（心智的一部分，或直肠内的粪便）重新安置的幻想，似乎有宽慰的作用：

> 看起来，他通过将抑郁驱逐出去、排入我体内（投射）的过程来解除症状，好像他把大便拉在我体内一样。他自己将移情的过程与肛门排便的过程联系起来。

他的反应似乎表现出——在同样的情绪状态下——好像他部分的心智（焦虑和抑郁）可以像在厕所排便一样有形地排泄出去。病人的谈话也提供了类似在厕所中释放自己的功能，这令他感到兴奋：

> 我们也意识到，除了明显的肛门投射机制，他在感到兴奋的期间，还有一些迫使他的阴茎进入我体内的性幻想。

我们必须看到，这位男士"强制进入"的幻想有多种不同的模式——强制粪便排入父亲体内／厕所内；与分析师谈话时让言语进入分析师的脑海；让他的阴茎插入分析师的肛门这种兴奋的同性恋幻想。这些关于某个基本幻想的变体，以各种富有想象力的形式重复出现在这位男士身上：

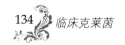

> 每一次他用上述方法驱逐某些东西之后，他都会感到兴奋，不过兴奋之后迫害性的声音就增强了……结果表明，他在驱逐出自己的想法之后会感到极度地害怕，以致他完全隔离我所做的任何诠释，好像他在担心我会反过来将一些可怕的事物强加给他。

这些入侵性的幻想（投射性认同）所包含的攻击性特质令他感到害怕，他开始担心分析师真的会以同样的方式报复他——强加一些类似排泄物的、攻击性的、令人兴奋的东西给他；他无法区分诠释与攻击性入侵之间的差别。这变成了担心的循环，我们曾在克莱茵的儿童病人身上看到过这样的偏执循环（见第四章）。原本是病人主动将自己的某些部分强加给他人——去支配、利用或掏空他们——却以担心遭到他人同样方式对待的形式出现。

罗森菲尔德的另一位精神分裂症病人，相信她可以把自己不想要的人格方面丢给他人。起初，分析师只是谈到她将与性有关的感受投射出去的过程，不过随后出现了这类幻想更极端、更具灾难性的版本。

案例：占领客体

这时候，罗森菲尔德的病人感到极度地不安，其他人常常被她看作自己的某个部分：

> 举个简短的例子：丹尼斯（Denis）是她最要好朋友的老公，因为与妻子分居而精神崩溃，此时他的妻子正在期待第二个孩子的降生。他绞尽脑汁地想要诱惑我的病人。起初，她觉得自己很难控制他。不过，想要把他从他妻子身边带走的愿望很快就被提升到意识层面。直接应付这种愿望对她来说似乎没有

任何困难。她所有的焦虑都转移到自己是否能够控制他的愿望以及跟他的争论上。她选取了部分与他争论的内容复述给我听。从中可以明显地看出，丹尼斯代表了她自己贪婪的性欲望。这是她很难处理的，于是就投射到他身上。

通过对比争论的性质，罗森菲尔德能够看出，丹尼斯对病人的性兴趣其实是病人自己的，然而病人却坚信它们真的属于丹尼斯。某些心智状态（急迫的性欲）让这位病人感到困难。看起来，把这些感觉放在丹尼斯身上，与自己保持距离，这样的方式可以让她更有效地处理这些感觉。如果有必要，通过避开他可以让她完全摆脱这些感觉。

有时候，这位病人表现出另一种异常形式的投射性认同。正如我们刚刚看到的，她可以经验到部分的自己被分裂出去、放置在一个外在客体内部的过程；不过，随后的材料将要呈现的远不止如此：有时候她可以把整个自体放到外在客体内部。对于想要理解病人的分析师而言，这个现象实在是太怪异、太令人费解了。罗森菲尔德谈到了病人对她自己经验的解释：

　　……另一个症状再次出现了，她在精神病状态达到高峰的时候，曾经提到这种症状。她觉得自己的身体肿胀得像个气球，有原先的十二倍大。与此同时，她感到自己只是位于气球内的一个很小的个体。我的病人把它描述为最不舒服的状态。她给我唯一的线索是，它和某种期待有关。如果她期待别人或她自己身上的某种东西，或者是其他人想要从她身上获得某种东西时，这种症状就会大大地加重。

罗森菲尔德补充说，他记起了这次精神分析中的一段时间，病人对分析师产生了严重的偏执性恐惧。无论是他对她说话，还是他期待她

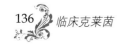

说点什么，她都认为他是想要把他自己强加给她。似乎渴望的状态会被极端化（如上文关于性渴望的例子），以变得过于兴奋收场。渴望的状态（期待某些还未能获得之物）是这位女士无法涵容的经验之一。对她而言，渴望有其他怪异的隐含意义——入侵与被入侵。不过，在会谈的这个点上，她也能够更意识化地了解到，自己是如何约束未婚夫的：

> ……现在，她意识到自己不希望未婚夫出国。他的离开带来的挫折激起了她贪婪的攻击愿望。这些愿望以幻想的形式出现。在幻想中，她强制进入他的内部，迫使他做自己希望他做的事。与此同时，她觉得自己正在掏空他内部一切好的事物。这种贪婪的攻击导致的结果是：她觉得自己待在了他的里面。

我们需要面对一种相当超乎寻常的经验，即她不只是把自己部分的心智投射给他，而是强制性地把整个自己放到了未婚夫里面，以便能够完全地占有他：

> 她感觉到的大气球可以理解为：被她强制进入的客体失去了生命力，因为她口欲的需求而被掏空，也因为她肛门控制性的攻击而充满气体。通过与客体的投射性认同，她觉得自己也失去了生命力。

罗森菲尔德认为，无论这些幻想在我们看来是多么地不真实，它们对病人而言却是实实在在的"事实"。一旦她进入并接管了这个客体，她便真的获得了她所关心的客体的身份。就这个案例而言，这是一个扰乱人心的身份，因为在她看来，未婚夫似乎因为她贪婪地想要吞食他的攻击性幻想而致死。她待在他里面，而他却失去了生命力。

这些幻想的信念并未到达意识层面，虽然最终导致的结果——如恐惧，或感到失去生命力——是意识层面真实的感受。幻想仍然是潜藏的状态，位于潜意识中。我们可以在病人对诠释的反应中寻得一些证据，来证实罗森菲尔德对这些怪异的幻想所做的强有力的诠释：

> ……她进入了一段长时间的沉默，我很想知道她是否能够面对我所指出的内容。终于，她可以再次开口说话，让我知道，她听完诠释后立刻觉得我说的是对的，只是这样的认识让她变得非常疲惫，以致短暂地失去了知觉。虽然如此，她还是再次设法依靠自己走出了那种状态。我们知道，这种反应证实了我的诠释，这种失去知觉、完全失去自己的状态与恐惧感有关，恐惧的是完全进入我的内部会让她在那里迷失自己。

分析师对他的诠释感到确信。他认为，病人自体完全消失的现象，因为真实地出现在会谈的过程中从而证实了诠释。这一次，自体消失是因为她进入了分析师的内部。进入客体内部、消失后，她便失去了知觉（意义）。在我们看来，这个现象说明她已经失去了自己的身份：

> 令我感到震惊的是，她所呈现的对失去感觉、人格解体的担心，与完全失去自己的分裂瓦解状态，只是程度上的不同。当她出现贪婪的欲望时，她觉得自己完全进入了另一个客体，这时候她要么想睡觉，要么感受到自己严重的分裂。如果是较小的部分自体经历同一过程，那么她仍然能够保持自我意识，觉察到失去的感觉。

从罗森菲尔德的病人身上，我们可以看到一些重要的东西：投射性认同有不同的程度——失去部分自己或失去整个自己。认识到投射性认同的不同性质，对于克莱茵学派临床实践的新发展有着极为重要的

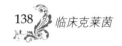

意义。

另一种形式的投射性认同出现在克莱茵的一位病人身上。在随后的案例中，丧失的自体部分投给了客体，这一客体与主体的距离出现了变化。另外，此案例中个人身份扭曲的程度，与潜在幻想的暴力程度，是成比例的。

案例：分裂攻击性的男人

克莱茵的这位病人，在梦中减轻了投射性认同的程度：

> ……（他）报告了一个梦，梦中显示了在整合的过程中由抑郁性焦虑的痛苦所引起的波动。他待在楼上的公寓内，一位朋友的朋友 X 正在街上喊他下去一块散步。

你或许已经很熟悉"朋友的朋友"这个身份，在梦中他通常代表的是梦者自身，即病人人格的一部分——被分裂出去的这部分，失去了与自我的联系，被放置在他的自我边界之外（街上）。于是，我们可以看到，散步的邀请代表了将两部分人格整合的尝试：

> 病人并没有加入 X，因为公寓内有一条黑色的狗，可能会逃到大街上，被碾死。他轻轻地抚摩了这条狗。当他再往窗外看去时，他发现 X 已经走远了。

如果你认可我所说的象征意义，那么梦中整合的企图并未成功。病人的一部分，X，移动到更远处——投射增强了。以这种方式分裂开的人格部分是什么呢？在梦中，它们为什么要进一步远离（X 走远了）呢？克莱茵提供了病人对狗的联想，其中牵涉到猫，以及精神分析师。

她提到,

> ……狗与猫,以及分析师,面临的危险是,可能会被 X 碾死(也就是说,受损了)……病人担心狗与猫的安全,反映了他想要保护分析师,使其远离自己的敌意与贪婪(X 代表了这部分)。这导致了一定程度上已经被治愈的分裂,暂时又加大了。

克莱茵推断 X 代表的是病人的攻击性,主要针对分析师。于是,为了保护精神分析师(那个被他放在自己里面——公寓内的分析师),他表现出自己的深情——抚摩那只狗——这样做也让他与自己的攻击性之间产生了更大的分裂(X 走远了)。

通过与攻击性保持距离的方式来摆脱它,这会带来越来越多的心理障碍,虽然病人的行为显得不那么具有攻击性。分裂本身就会对心智造成伤害,虽然在病人看来,失去攻击冲动是非常有益的。病人害怕自己的攻击性,这是因为他觉得自己无法从如此压倒一切的事物中恢复,或者更确切地说,他的客体无法在攻击中幸存。以这种方式把他送走,可能是为了保护客体,同时也是保护病人自己。但是,心智也会因此出现很大程度的分裂,这会破坏当事人自身的完整性。对本例病人身上的这一过程做个总结:病人通过分裂来处理自身的破坏性(把破坏性的部分称为 X,而非他自己);他把这部分投射到外面(公寓外);当他偶然瞥见这部分(X 发出的散步邀约),就被自己的破坏性吓到了,觉得他可能会伤害分析师(从分析师身上碾过);于是他需要重新确认他对分析师的爱(抚摩小狗);为了保护分析师以及他对她的爱,他进一步投射自己的破坏性到更远处(X 走远了)。

投射性认同是一种变化多样的方法,是一整个系列的无意识幻想,与各种程度的分裂、扭曲、全能感有关,并带有各种各样的目的。在越大程度上意识到内在世界的运作方式,意味着该过程的扭曲程度越低。当分裂的程度降低，就更容易识别出 X 这位"朋友的朋友"的身份。在本例中，投射性认同的攻击性程度较低，而先前的例子明显拥有更加强烈的毁灭性。不过，梦中清晰地呈现出病人的一部分被放置在自体之外，这仍然是分裂与投射性认同机制的重要标志。在梦的开头，X 靠近主体，并发出散步的邀约，代表了人格整合的开始，标志着类似压抑（repression）状态下的部分人格开始移动，开始结合在一起。用克莱茵的话说，就是随着人格发展的进行，投射性认同的性质也发生了改变。投射性认同的剧烈形式可以被修正的观点，以及它与进入抑郁位置的联系，是当代克莱茵学派精神分析的重要发展。

投射性认同有着大量的动机，动机不同，投射性认同的剧烈程度不同，幻想扭曲的程度也不同。对此，我们无法列出一个完整的目录，只能提供一些宽泛的分类：排出无法忍受的经验；清除不想要的、无法忍受的心智功能，尤其是那些揭露现实的；一种抗拒与客体分离的防御——或是避免认识到客体的差异性——以入侵并占有客体收场；通过持续地接管他人的心智来维持全能感。此外，还包括把好的自体部分投入客体内部来确保安全。最后，当代克莱茵学派的研究与临床实践特别关注的情况是：一种用于沟通（communication）的投射性认同形式，它会带来被涵容（being "contained"）的经验。

投射性认同与沟通

到了20世纪50年代，几位克莱茵学派的分析师开始提出一种新形式的投射性认同，它与消除、攻击性似乎没有那么紧密的联系。它的目的也与本章先前的案例有所不同。

案例：无法提供理解的母亲

比昂（Bion）总结了一些能够生动再现的材料：

> 分析的情境在我脑海中逐渐建立起一种感觉，好像目睹了非常早期的场景一样。我觉得，病人在婴儿期的时候曾经亲眼看到，一位母亲正在顺从地回应婴儿所表露的情感。这种顺从的回应包含了不耐烦，"我不知道这个孩子出了什么问题"。

我们来想象一下一位无法理解婴儿状态的母亲，并且需要特别注意婴儿对这样一位母亲的感受。

> 我的推论是：为了理解婴儿想要什么，母亲在面对哭泣的婴儿时，应该知道这远不止要求母亲出现这么简单。从婴儿的观点来看，母亲本该已经把这个视角放在心里了，因此能够感受到对孩子死亡的担心。

我们可以从这里看出，婴儿需要母亲这个人去内摄他所投射出去的部分，并去理解这部分：

> 这种担心是婴儿自己无法涵容的。他挣扎着要把与这种担心有关的部分人格分裂出去，投射到母亲里面。一位通情达理的母亲，有能力理解婴儿挣扎着想要通过投射性认同处理的恐惧感，同时还能保持稳定的样子。

病人需要投射性认同扮演某种特定的角色——一种**沟通**的形式。

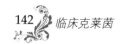

它不仅是为了驱逐。投射性认同可以带有某种意义，而母亲应该理解这种意义。尽管是为了沟通，投射性认同多少仍执行一些排除的功能。母亲面对的正是这种困难：她必须接收婴儿的投射性认同，那是婴儿因为无法忍受而需要排除的东西，与此同时，她还不能被这些东西淹没。不过，正如案例所呈现的，她并不是总能做到这点：

> 病人不得不应对这样一位母亲，她无法忍受自己体验到这些由婴儿投射过来的感觉。她要么通过否认来拒绝让这些感觉进入，要么成为焦虑的牺牲者，焦虑是因为内摄婴儿的感觉引起的。

我们可以认识到，病人也在接受精神分析的过程中寻找类似的东西。为了理解病人的状态，精神分析师也需要涵容病人不能忍受的状态。病人在努力寻找一种客体的经验，这个客体确实能够处理他投射的部分。这个过程涉及的远不止病人驱逐性的投射和排泄。病人幻想母亲（精神分析师）正在以这种方式与他们的焦虑做斗争，渴望母亲／分析师对他们进行某种特殊的活动，这不同于将破坏性的心智部分强加给憎恨的外在客体这种放任的攻击性（见案例失去视力的男人与被当作厕所的客体）。

投射性认同通常会对他人造成一些真实的影响。比如，当婴儿哭泣时，他的母亲马上就会有所警觉。带着警觉的状态，她开始评估哭泣的意义，接着尽力去应对哭泣所要表达的需要与心情。毫不夸张地说，母亲常常会觉得她的宝宝正处于一种恐慌的状态，于是她需要通过增加自己的恐慌感来面对这种情境。的确，母亲如何通过这种方式与婴儿产生共鸣仍是一件神秘的事。在回应婴儿的哭泣时，可能有一些与生物本能相关的因素参与其中。比如，我们会看到，在排队等公车或在商店内的人，如果听到旁边有婴儿在哭，也会感到焦虑。

当然，正如我们在第七章看到的一些排泄形式，病人的（婴儿的）心智被分裂，被投射到母亲或分析师内部来达到一些目的。这个过程需要让攻击性转向自我，并将自我的一部分分裂出去，投射进入一个外在客体。同样地，我们会在下一个比昂的案例中看到，这种投射的力量可能会非常剧烈。不过，上一个例子似乎是用一种原始的方法形成意义，或者至少可以说，是通过母性心智的帮助来获得意义。它包含了潜在的思考，使思考的能力得以产生。精神分析师致力于恢复沟通的能力，通过把生动的图像放在一起，将这种能力提升到象征化的水平。有时候，分析师自己的脑海中必须存在这种能力，并且能够返还给病人（分析师再次将它投射，病人再次将它内摄）。这个过程被称为"涵容（containing）"，它在精神分析情境中的形式将在第十章进行探讨。比昂关于"涵容"的观点，是对他的术语"连接（linking）"的详细诠释。容器（container）与被涵容者（contained）之间的连接是一个事件，一物插入另一物之中——伴随着各种各样的情感色彩与结果。涵容包括了母亲与孩子之间的连接，分析师与病人之间的连接，显然它也会联系到男人与女人之间的活动。

涵　容

病人的目的是投射他们部分的心智，使其进入分析师的心智内，"如果它们能够被允许在那里停留足够长的时间，那它们将会被我的心智修正，接着可以被安全地内摄"（Bion，1959，p.103）。这是一个扩充的幻想。它包含了一个外在客体，拥有一个具备接收功能的心智，能够修改经验。于是，经验一旦被修正，就可以重新被内摄。所以，有两种不同的投射性认同，伴随着两种不同的幻想。在暴力性驱逐的形式中，被驱逐的部分心智变得毫无意义，遭到彻底的拒绝，客体的状况也无法被考虑。另一方面，在沟通的形式中，会出现以下特质：自愿放开全能

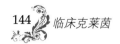

感，自愿在某种程度上依赖一个能够起到某些作用的客体。

比昂意识到沟通类型的幻想，源自他发现某些沟通失败的情境——客体并不总是允许病人的部分自体在他里面长期停留。病人能够明显地感觉到，客体（精神分析师）会或不会使用这种机制来涵容焦虑，并为病人修改它。

案例：被欺骗的病人

我们在先前的案例中见到的那位比昂的病人，因为他对投射性认同的熟练使用而引人注目，

> ……他坚持认为自己从未充分受益于这个机制。分析师为他提供了运用这个机制的机会，一个曾经欺骗他的机制。
>
> 这位病人的死亡恐惧过于强烈，超出了他的人格能够涵容的水平，当他努力尝试摆脱死亡恐惧时，他把自己的担心分裂出去，放到我里面。显然他认为，如果被分裂出去的部分能够待在我内部足够长的时间，被我的心智修正，那么他就可以重新内摄这部分。有时候，我心里能够感受到，病人认为我太快把这些部分排泄出去了，以致这些感受非但没有被修改，还变得更痛苦了。

好像客体——分析师或母亲——不愿意（或不能忍受）被这样使用，一连串灾难性的事件紧接着发生了：

> 因此，他努力把它们强加给我，变得更绝望、更暴力。脱离分析情境来看，他的行为可能是原始攻击性的表达。他的投射性认同幻想越剧烈，他就变得越怕我。在某几次会谈中，这

种行为表现为毫无缘由的攻击性……

不过，这种投射性认同并非像它表现的那样，仅仅是攻击性，它其实表达了对一个具有理解力的客体的需要：

> ……我引用这部分是因为它从不同的角度展示了病人的情况，他的暴力是对（他所认为的）我的敌意性防御的反应。

在理解这类心智发展出错的因素时，容器失效是一个重要的例子。它可能是某种攻击性的来源，攻击容易在面对一个无法进入的客体时爆发。精神分析师必须小心区分这种因为受挫引起的攻击性——他（或她）无法接受病人的投射——与试图攻击连接的攻击性。

案例：病人失败的容器

在接下来的案例中，比昂呈现了另一位病人，他对于部分的自己是否能够被涵容十分敏感：

> 会谈一开始，病人陈述了三四个事件：天气很热；他乘坐的火车很拥挤；今天是星期三。对诸如此类事件的陈述，就花费了30分钟。留给人的印象是：他试图和现实维持连接。他随后谈到自己害怕崩溃，这也验证了先前的印象。

此处呈现了一种没有条理的沟通形式，不过显然不像精神分裂症一样毫无意义。然而，病人确实沉浸在对崩溃的恐惧中。他的绝望有所上升：

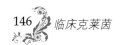

一小会儿后，他说我不能理解他。我诠释说，他觉得我是坏的，无法接收他想要放在我里面的东西。

比昂补充说，这个诠释受到前一次会谈的影响。在上一次会谈，病人觉得诠释是为了驱逐情感，那些他希望存放在精神分析师那里的感觉：

我故意用这些术语去做诠释，是因为他在上一次会谈中表露出，他觉得我的诠释是为了驱逐他希望存放在我这里的感觉。他对我的诠释的回应是，屋内存在两朵可能性云（probability clouds）。

这时候，我们可能会好奇，回应是否能够验证诠释。很明显，分析师认为可能的云代表的正是他所描绘的——病人对分析师的不确定性的残余碎片（fragmented remnants of the patient's uncertainty），这部分已经被驱逐到病人周围的空气中。于是，精神分析师试图重建这个意义（病人的不确定性）：

我诠释说，他正在试图摆脱"我的坏是事实"的感觉。我说，这意味着他需要知道，我是真的坏，或者是我拥有一些来自他内部的坏东西……我认为，病人想要确定，他是否产生了幻觉。

精神分析师已经成功地重建了足够的意义，通过描述过程的顺序——我的总结如下：病人害怕崩溃，因为他无法忍受他的恐惧的不确定性，他将之碎片化，同时他也无法忍受客体的不确定性；接着他将原本可以意识到的不确定性（可能性）的那部分心智驱逐出去；于是他体验到进一步的崩溃，这一次他所需的内部客体没有让他散开，而是将他抱持住（涵容并理解他）：

> 　　这种在他的分析中周期性出现的焦虑，与他的恐惧有关。
> 他害怕的是，对于理解能力的嫉妒与憎恨，会驱使他在摄入一
> 个具有理解能力的好客体的同时，再将这个客体摧毁并驱逐。

　　这次会谈的材料表明，维持安全感和心智稳定所仰仗的内在好客
体（见与一个好客体认同）有种特殊的功能——涵容情绪状态，这正是
外在母亲或分析师所做的事——个体通过内摄他们而建立内在客体。
在本例中，破坏性的幻想，源自嫉妒，损坏了已经被内化的涵容客体，
引起了对变得支离破碎的焦虑。这与无法进入的挫折所引发的攻击性
不同。然而，当病人投射了他受损的内在客体（内在容器）时，他无法
区分是外在容器真的涵容失败，还是他（投射出的）内在容器的状态。
当下真实的诠释涉及病人对分析师的怀疑。这个困难被精神分析师通
过诠释所理解、支持和涵容。

无名的恐惧

　　遭到拒绝的投射性认同，对已经超出可以忍受的限度的病人来说，
是一种严重的困扰：

> 　　如果母亲不接受投射，婴儿就会觉得它濒临死亡的感觉的
> 意义被剥夺了。因此，重新被内摄的，不是变得可以忍受的死
> 亡恐惧，而是无名的恐惧。（Bion，1962a，p.116）

　　在这个过程中，比昂描述了一个特别具有迫害性的客体——一个
"奇怪的客体（bizarre object）"似乎要夺走意义，而不是要赋予或修复

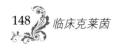

意义。

投射性认同，一个心灵内部的过程，似乎是与其他拥有内在世界的人建立情感接触的核心元素。在这个意义上说，它是一种非象征化的沟通形式——不仅仅是前言语期的，也是前象征期的。尽管它是出现在婴儿身上的极早期事件，它似乎取决于婴儿是否已经形成某种假设：客体也已经拥有了心智。由此可以推断出，一旦心智生活开始，它便具备了一个完整的心理基础——万物皆是心灵。有形的物理现实较晚才会被意识到。这容易与心智发展更常规的概念相混淆：从较早期的身体知觉阶段，发展到对其他心智具有敏感度的晚期成熟水平。（当然，对于新生儿心智的真实性质，目前最明智的做法是保持不可知的立场！）

如果说投射性认同的形式非常多样化，从驱逐到沟通，那么在连续谱末端的投射性认同形式包含着共情的意味，即进入他人的角色（putting oneself in another's shoes）。共情发生在主体与客体的身份都未经受严重扭曲的情况下。原始形式的扭曲被减弱，能够被爱与关心的冲动所控制。当然，共情性的询问在某些时候——对某些人而言——也会被看作入侵性的，如果被询问的客体不合作，甚至还看上去是故意的入侵。

因此，随着不断成熟的过程，投射性认同的形式可以绘制出一张连续谱：

- 剧烈的"攻击关系的原型"
- 更加良性的形式，意指与另一个心智的沟通
- 共情，不带冒犯地进入他人的心智，以便了解他们。

上述连续谱展示了投射性认同的变化过程，非常接近一个平行过程，即个体从偏执分裂位置摆动到抑郁位置、获得关心他人的能力。当然，两种过渡是相互关联的。

　　在下一章，我将转向克莱茵的最后一个重要发现，包含攻击性非常早期的一些方面（它们早已渗透在目前为止我们所见到的这些案例中），以及攻击性逐渐被爱的冲动修改、与爱的冲动混为一体的过程。

第九章

※

死本能与嫉妒

我们已经看到，强烈的攻击冲动是克莱茵最重要的早期发现之一。这些冲动是孩子烦恼的来源，因为在他们的游戏过程中，攻击性的强度可能会高于爱意，性积极、情感与冲动（力比多）。为了强调在年幼孩童及精神分裂症患者身上发现的攻击性，克莱茵与她的追随者开始认真思考弗洛伊德的死本能理论：**死本能即对生命的憎恨**。在弗洛伊德看来，生死本能之间根本的内在冲突，意味着每个个体都不得不面对生的渴望与一种回到瓦解状态（墓地的沉默）的死亡愿望之间的对抗。汉娜·西格尔（Hanna Segal）注意到杰克·伦敦（Jack London）的小说《马丁·伊登》（*Martin Eden*）结尾处的一幕：主角马丁想要溺水自杀，当他这么做时他就不自觉地试图游泳。小说描述了"生存这种自发的本能"，他停止游泳，不过当他感觉到水没过嘴巴的那一刻，他的手便急促地用力拍打，做提升运动。"这便是生存的意志"，他想，不禁对此发出一声冷笑（引用自 Segal，1993，p.55）。伦敦生动地描绘了这声冷笑，戏剧性地指出了主人公对生命的憎恨，主人公对想要继续生存的欲望感到蔑视："'生存的意志'他轻蔑地认为。"随着主角马丁被水淹没，作者描述了他胸部猛烈的疼痛："'令人感到疼痛的不是死亡'，这一想法在他眩晕的意识中回荡。是生活——生活的折磨——让人窒息。这是生命所能给他的最后一击。"在弗洛伊德看来，这样的挣扎是所有人类发展都会面临的根本挑战。死本能是朝向死亡自身的驱力，攻击主体

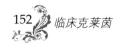

的生命以及生存的愿望。死本能是一种原始的朝向自体的破坏性形式，是一切自我破坏及自我伤害的态度需要考虑的因素。我们曾经在第七章看到过一些混乱的精神分裂症病人的材料，在他们身上就会看到对自己造成痛苦与伤害的情况。

从生命最初的时刻开始，死本能就被修改了。克莱茵相信，婴儿最初的一种运动就是因为：

> ……害怕内在本能的危险……这将显现为：他通过将本能的危险的一切影响转移到他的客体身上，来应对他对本能的危险的害怕，因此，内在危险被转变成外在的危险。(Klein，1932，p.127-128)

她引用了弗洛伊德对此的描述：死本能"突然转向"外部。婴儿体验到的不是朝向自体的破坏性，而是一个意图摧毁主体的客体。不过，克莱茵后来通过描述另一种早期状态，对此进行了详尽地说明：朝向主体生命的攻击性，被再次导向致力于维持主体活力的客体。她把这种状态称为"嫉妒（envy）"，是对一切生命的资源与支持的攻击。无论如何，婴儿会立刻开始担心它与客体的关系。

强迫性重复

弗洛伊德提出死本能的假设，是在考虑到心理生活中发生的一些奇妙的重复之后：孩童游戏中强迫性的重复；移情中观察到的重演（re-enactments）；经历引发战争神经症的创伤之后出现的强迫性回忆与重现的梦境。他相信，诠释这些重复的内容，重复不悦经验的行为本身会被理解。那时候，战争神经症令他感到印象深刻：患者在意识中或夜晚的梦中继续重复着创伤。虽然伤口已经愈合，对此的担忧还是持续存在着。这种痛苦和不愉悦的事，不可能来源于力比多与生存的欲望驱动的快乐原则。有一些"超越快乐原则"的东西存在着，它们在重复这些不愉快的记忆。他把它称为"死本能"。强迫性重复被埋藏在临床材料中——例如，移情的真相——弗洛伊德把它看作死本能的证据——一种回到先前状态的冲动，"尘归尘，土归土（ashes to ashes）"。

案例：婴儿与棉线轴

弗洛伊德报告了一些简单的观察，来自一个18个月大的男孩身上非常原始、非常早期的发展阶段：

> 但是，这个行为表现很好的孩子偶尔也会表现出令人讨厌的习惯，他把他所能拿到的一切小东西都扔到房间的角落里、床底下，等等。这样，要把他的玩具都收拾起来可就不是一件容易的事了。他在做这件事时，常发出一个大声的、拖腔的"哦……哦"声，并伴随着感兴趣和满足的表示。他的母亲以及本文作者都一致同意，这不仅仅是一声叫喊，而是代表德语"走开"。我终于认识到，这是一个游戏，这个孩子利用他所有的玩具只是在玩"走开"的游戏。

弗洛伊德注意到，这项活动不仅仅是一个游戏，它的背后有着强烈的情感任务：

> 它和这个孩子很大的文化成就有关——这种文化成就就是本能的克制（也就是说，对本能满足的克制），他这样做就能让他的母亲走开而不会太大惊小怪。

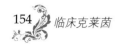

他提到有关重复痛苦经验的看法：

> 母亲的离开对孩子来说不可能是一件高兴的事，甚至也不是无关紧要的事。那么，他把这个痛苦的经验作为一种游戏来重复，是怎样与快乐原则联系起来的呢？

在经历了很多反复的争论之后，弗洛伊德最终同意了以下观点："有超越快乐原则的倾向在起作用，就是说，那些比快乐原则更原始并且独立于快乐原则之外的倾向性"（Freud，1920，p.22）。痛苦的丧失占据着孩子的思想——一种奇怪的全神贯注。他把它看作奇怪的事件，在快乐原则之外，是对人类驱力理论的全新的补充，被称为"死本能"。

他考虑到另一种可能性：重复是为了征服痛苦的经验，接管对这个情境的控制，主体曾经在这个情境中被动地受苦，失去控制。由于临床数据和日常生活中充满了重复**被动**经验的例子，他放弃了这个假设。不过，他的结论无法让人彻底信服，有关死本能是否存在的争议从未真的结束。精神分析界分裂了弗洛伊德的假设。弗洛伊德自己觉得，有关死本能的直接临床证据还是太少了。

对于自我破坏的态度和行为，必须谨慎地做出解释。用死本能来解释所有的攻击性，显得太过随意、肤浅。正如比昂所指出的（见*被欺骗的病人*），那些看起来像"原始攻击性"的，可能是一些别的东西——一种极为原始的挫折。的确，朝向自体的攻击性，例如自杀，也可能有各种各样的动机：杀死疼痛或折磨；否认依赖；甚至是保护他人远离"坏"的自体部分。死本能镶嵌在这些活动中，淹没在快乐原则的一些方面之下，以致弗洛伊德认为它无法显现在临床中。不过，这并没有阻止弗洛伊德一次又一次地回到他假设性的理论文章中，去思考源自死本能冲动的观点（例如，受虐）。然而，它在咨询室内的"沉默"——即缺少象征性的表达——让他觉得它离分析师的探索非常遥远。相反，他认为它深入重复的过程本身（移情）。现在，分析过程或许已经是惯例，但是在1920年，精神分析主要是对自由联想和梦的象征内容进行工作。

临床上的表现

然而，梅兰妮·克莱茵得出了不同的结论。她提出的极度原始的早期超我形式，就是证明朝向自体的攻击性的极好例子（见第四章）。彼得的游戏再次很好地证实了这一点。我们在先前的案例中曾经看到过克莱茵的病人彼得（*游戏受抑制*）。接下来有关彼得的片段来自克莱茵的另一篇文章，展示了附加在与父母的关系中的暴力。

案例：彼得的淘气

你也许还记得彼得，一个3岁零9个月大的孩子，他的游戏受到抑制，是个很难应付的小孩：

> ……有一次，他在游戏的时候用两个小玩偶分别代替他自己和他的弟弟，他们预计自己会因为淘气而受到母亲的惩罚。她走了过来，发现他们很脏，惩罚了他们，然后走开了。

这个游戏是关于因为"淘气"而受到惩罚的，表达了彼得对自己的看法，他认为自己很肮脏，他觉得内疚，认为受惩罚是自己应得的：

> 这两个孩子再次重复了他们肮脏的行为，并再次受到了惩罚。最终，因为对惩罚的恐惧变得太强烈，两个孩子决定杀死母亲，他处决了一个小玩偶。接着他们开始切割遗体。

现在，读者可以更容易理解游戏中的故事和无意识幻想。尽管惩

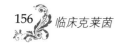

罚发生了，它并没有阻止这两个孩子继续他们"肮脏的行为"。害怕与惩罚的循环如此具有破坏性，以致彼得要诉诸反抗性的攻击，来对抗惩罚性的人物。最后，他和弟弟一起摧毁了这个惩罚性的人物——母亲。这是孩子为了应对害怕的焦虑而进行的绝望的尝试。我们也会注意到，攻击性仍旧由口欲期"吃"的幻想来表达，这预示了惩罚性超我起源于早期的口欲幻想中：

> 不过，父亲出现了，想要帮助母亲，他也被残忍地杀害了，同时被切碎，然后吃掉了。现在，两个孩子好像很开心，他们可以做任何自己想做的事了。

这时候，摧毁惩罚性父母的尝试，似乎解决了惩罚与"肮脏行为"的无尽循环。但是：

> 不过，在经过很短的一段时间后，强烈的焦虑出现了。好像被杀死的父母再次复活了。当焦虑开始启动时，这个小男孩把两个玩偶藏在沙发下面，以便不让父母找到他们……父亲和母亲找到了这两个玩偶，父亲把他的头砍了下来，母亲砍了他弟弟的头，接着他们也被烹煮，然后被吃掉了。

这里出现了逐渐增强的攻击性和偏执焦虑，符合我们在第四章讨论过的"偏执循环"。克莱茵屡次提到她的儿童病人身上的这种循环，不过对她而言，随着孩子的发展轨迹倒回去看，这些循环变得更加暴力了。因此，回到最早的婴儿期，似乎就会遇见这种非凡的攻击性。在克莱茵看来，这是努力外化朝向自体的攻击性（死本能）的临床表现，因而需要通过一个外在客体来处理这部分。

弗洛伊德眼中沉默（缺乏临床表现）的死本能，在克莱茵看来却是喧闹的。它的临床衍生物很容易就能被观察到。生命开始时的原始攻击性相当于死本能的临床证据。超我表现为一种朝向自体的攻击力量——或者，换句话说，超我的起源在于首次将朝向自体的攻击性投射到客体内部，于是，这个客体变成了自体的威胁。近期**在临床上**探索死本能的动力部分来自克莱茵 1957 年的主张：嫉妒（envy）接近朝向死亡的原始冲动。其他有关朝向自体的攻击性的早期起源的证据，来自临床上对精神分裂症病人的分析（我们在第七章、第八章曾经见到的）。这就相当于形成了一个临床观察和精神分析工作的全新领域，出现了大量的新观点和发展（见第三部分）。

嫉　　妒

在 1957 年，克莱茵假设她的概念"嫉妒"是一种内在攻击性的表现形式。如果死本能是憎恨主体生命的冲动，那么其中一种策略就是憎恨一个给予或维持主体生命的外在客体。这与另一种的策略有所不同，后者憎恨的是妨碍主体生存的外在客体。好嫉妒的客体关系形成了憎恨客体的基础，这些客体维持或代表了生命。因此，这是一种对好的事物的毁坏，显然只是为了毁坏而毁坏。

现在，让我们来看一位病人呈现的梦，梦中非常形象的挣扎类似于杰克·伦敦小说中的主人公马丁溺水时的抗争。这个案例说明了死本能与嫉妒以及其他恨的冲动有关。

案例：与死亡抗争

克莱茵的一个病人报告了以下梦境，这个梦指出，如何识别死本能以及它最亲近的嫉妒，以及它们是如何互相联系在一起的：

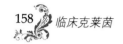

......这是一名我会形容为非常正常的女性病人。随着时间过去，她越来越察觉到对姐姐和母亲的嫉妒……病人报告了一个梦，梦中她一个人在火车的车厢中，还有一个她只能看到背部的女人，正靠在隔间的门上，有快要掉出去的危险。病人一只手用力地抓住她的皮带，用另一只手写了一个告示：在此车厢中有一位医生正在处理一个病人，请勿干扰，她把这个告示贴在窗户上。

这里出现了极严重的恐惧：帮助、精神分析，都不应该被打断，好像有很大的被打断的危险（致命地掉出车厢）。不过，梦中的人物是谁呢？克莱茵为我们提供了病人的联想：

从对这个梦的联想中，我选择了下列这些材料：病人有一种强烈的感觉，她紧紧抓住的那个人是她自己的一部分——疯狂的部分。在梦中，她相信她不会让那个女人跌出门外，而是应该让她留在车厢中并且处理她。梦的分析揭露了车厢代表她自己。

我们可以看到，病人的内在（车厢内）有一些人物在斗争，这些人物可能代表了梦者分开的部分。一部分的她有着从车厢掉出去的冲动，有点像自杀的冲动——一种朝向自体的攻击性在对抗她生存的愿望。这有点像疯了的感觉，危险性极强。另一部分努力让她活下来，试图控制住她自我破坏的部分。在某种意义上，这个梦描绘了极其清晰的画面：人格中死亡的力量与生存的力量之间的斗争。不过，梦里呈现的还不止这些。进一步的联想揭露了一个不同的层面：

只能从背后看到的头发，她联想到的是她姐姐，进一步的联想使她了解她和姐姐关系中的敌对和嫉妒。时间回到病人还是小孩子的时候，已经有人向她姐姐求婚了。接着她提到一件母亲所穿的衣服，作为一个小孩，个案感到既羡慕又觊觎。

内在的情境（车厢内）是复杂的，因为代表了她自己的一部分的这个人物也认同了她的姐姐（头发）和她的母亲（衣服）：

> 这件衣服可以很清晰地显露出胸部的形状，在她的潜意识幻想中，她原本嫉妒和毁坏的是母亲的乳房，虽然这些并非第一次发生，但变得前所未有地清楚。

对母亲衣服的联想，指出了她对生命来源（母亲的乳房）的认同，同时她也想把它扔出窗外。因此，梦中的挣扎偶尔也是对给予生命的客体的攻击。从火车上掉出去的冲动，死亡冲动，被转向外部，指向一个给予生命的客体（母亲，或者是母亲给予生命的、喂养的乳房）。那就是嫉妒，毁灭生命的来源。这个梦说明了两种冲动的交汇，一种反抗病人自己生命的冲动，以及一种对外在生命来源的原始攻击。死本能凝缩在这个梦中，被重组为嫉妒他人身上的好。

妒　　忌

从原始的自我破坏性（死本能）到憎恨来自他人的生命资源（嫉妒）的移动，是长远的发展道路上迈出的一步。进一步的移动也会出现：破坏性的对象被转变为竞争对手，而不是生命的资源。在梦中，破坏性出现的形式是对姐姐妒忌性的竞争，因为姐姐的美招来了他人的爱慕。因此，对母亲的嫉妒（envy）发展为对美丽且让人爱慕的姐姐的妒忌（jealous）："如果嫉妒没有过度，妒忌……会成为修通嫉妒的一种方式……在某种程度上，妒忌取代了嫉妒"（Klein, 1957, p.198）。妒忌

(jealousy) 不同于嫉妒（envy），它是一种攻击性的形式，这种形式允许承认竞争对手占有着好的母亲、生命及美丽。为了达到这一步，对好的事物必须认可，从而才有可妒忌的对象。姐姐的美丽必须被容忍，被认为是好的东西。嫉妒则正相反，它会毁坏"好的事物"本身，无法合理地认识到事物的好。因此，妒忌（虽然是痛苦的）是心智状态的进步：欣赏（如果还不是爱）开始出现，在混合的情绪中变得更强烈。这种积极关注（positive regard），存在于妒忌中，缓和了攻击性，巩固了爱的感觉。

从原始的自我破坏性（死本能）到憎恨来自他人的生命资源（嫉妒），再到最终的妒忌的移动，还能再进一步：在好的情况下，会朝向"健康的"竞争发展。在前进中，爱的冲动会进一步缓和攻击性，并最终控制住攻击冲动。这种循序渐进的过程与投射性认同的过程是互补的，投射性认同的过程也是从暴力的驱逐到人际间的沟通形式，最终发展成良性的共情（empathy）。不过，人格的发展不一定会沿着这条路径进行。如果这条路径行不通，另一条路径就会被选择。

近年来，克莱茵学派的工作涉及缓和死本能冲动失败后的人格发展方式。一些人格发展出奇怪的方法来应对这些非常强有力的内在自我毁灭来源：尤其是形成一种僵化的结构，实际上是内在的死亡之舞，就像梦中火车车厢门外的挣扎。这些人格面是围绕着他们全能的一面与高度破坏性的一面之间的关系组织起来的。有关这些病理性组织方式更详细的发现，可以在近来对反移情的研究中找到（第十章、第十四章）。在进入这些内容之前，我想要根据近几章的临床讨论进行总结。总结包含在第二部分的后记中，如果你觉得它会打断临床故事，可以自行跳过。

第二部分后记

＊

全能或真实

在这个后记中，我应该暂缓继续新的内容，而用一种系统的方式，将目前为止提到的一系列克莱茵学派的重要基本发现聚集到一起。这些都是克莱茵1960年逝世之前的发现，全都由她本人发起。在这篇后记中，我将不再引用更多的临床材料。这些发现形成了一个系列，因为它们都涉及一种特殊的区分，可以从多种角度来看。整体上说，就是从偏执—分裂位置到抑郁位置的转变。

投射性认同：让我们先来看看比昂强调的区别（见第八章）。克莱茵将投射性认同明确地描述为一种将坏的自体部分与坏客体一起驱逐的方式，以高度的暴力性为特征，很大程度上造成了身份感与现实感的扭曲。在连续谱的另一端，比昂描述了投射性认同如何被用来沟通，产生不那么强有力的影响。在攻击性最少的这一端，自体与客体的身份没有发生混淆（进入他人的角色，同时不忘记自己是谁）。偏执分裂位置与抑郁位置区别的第一个方面是从暴力的入侵到共情。

全能的幻想：当一个人在幻想中驱逐了自体的一些部分，他会有丧失以及耗尽的感觉，好像这些自体的部分真的已经消失不见了。这类原始幻想的影响是：个体觉得幻想真的伴随着相应的现实。内在世界的感觉也被当成了现实。如果事物被认为是有益的，那么它最好能够发生。

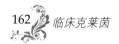

如果当事人足够坚定地认为他不足以被称为人，自体感就会受到影响，会真实地感觉到更渺小、更空虚、更贫乏，反过来，这会导致态度、感觉及行为都建立在渺小与空虚感的基础上。弗洛伊德的名言"幻想的全能感"覆盖了这点。与此不同的是另一类幻想，它们可以保留一些意识：这"仅仅"是幻想。太强烈的幻想，能够决定身份、态度、情绪以及关系；而享受"作为一种幻想"的幻想，是想象力以及个人意义的来源。第一类幻想，被称为是"全能的"，因为它们拥有一些真实的影响，可以说是有形的。在投射性认同的例子中，好像当事人及他们心智的有形区块真实地被移走，放置在另一个物理空间中，或是另一个人内部。因为幻想的"真实"影响，全能感与有形性不再仅仅是幻想而已，它们可以被看作真实的过程。在幻想中，包含幻想引发的结果的客观特性，以及对幻想的主观体验。这是第二个区别：全能与非全能。

原始防御机制：弗洛伊德示意非常年幼的婴儿使用的防御机制与神经症的防御机制有着不用的性质。他还示意说，不同之一就是这些防御运作过程中会出现较强的敌意。克莱茵的结论证实了这点：她描述了投射、分裂、认同、内摄等原始防御机制。事实上，这些防御的特征是攻击性，婴儿运用这些防御对抗早期形式的攻击冲动。所以，防御中充满了非常暴力的攻击性。克莱茵拿它们跟年长儿童及成人的神经症防御做对比——以压抑为例。正如我们所看到的（第二章），原始的防御机制拥有主观水平的幻想，同时成为心理的过程，决定了早期人格发展的基本方面，尤其是在形成身份感与自体感的过程中。它们在发展过程中被修改——例如，分裂人格（使各部分失去联系）变成了压抑，即意识与潜意识心智之间的分裂（例如，案例*分裂攻击性的男人*的梦）。这种原始防御与神经症防御之间的区分是第三个方面。

自恋：正如我们所看到的，自体感的形成以及身份的统整都围绕着将一个好客体安全合理地安置在当事人内部的经验。在早期的发展阶段（一生中都在进行，程度有所变化），这会需要夸大自体的好，通过持续地驱逐坏的自体部分、并入外界好的事物来达到。因此，有时在婴儿身上（或后来生命中出现压力时）会出现大量不现实地重新分配自体与他人之间好与坏的事物的状态。它们全然依赖全能的幻想，以及分裂、投射、内摄、认同等原始防御机制。这些状态被称为自恋，对自体部分的重新分配被认为是强烈的。不过，因为它们也包含了其他人的一些方面，这些人会参与价值的再分配，所以这些状态通常是不稳定的，当事人面临着崩溃的威胁。第四种区别在于：一方面是自恋的客体关系；另一方面是认识到他人与自己各自的现实，双方都是既好又坏的现实混合体。

象征：随后（第十一章）我们将看到象征符号组建的两种方式。一个象征符号可能代表了它象征的事物（它的意义），或者，它被真实地认为等同于它所要代表的事物，这是后面要讲的。第五个区别是：两种象征，这和上述全能的投射性认同与共情之间的区分有着密切的联系。

认同：成熟的过程包含了放弃全能幻想的需要，以及认清自己与他人的现实。这种为了更大程度地接受现实而做的挣扎特别出现在俄狄浦斯情结的早期阶段中。婴儿需要进行一个跨越一种心智空间的移动——从把自己体验为一对配偶（母亲／婴儿）的一部分到目睹一对配偶（母亲／父亲）将自己排除在外。这是一种极为困难的过渡，因为涉及强烈的激情，爱与谋杀的冲动同时出现，俄狄浦斯情结在这一发展步伐上是尤为突出的。不过，这一步伐与我先前提到的全能幻想与接受现实之间的区分有关。当弗洛伊德治疗狼人（Wolf Man）的时候，他发现了他所认为的早期创伤，大约在孩子18个月大的时候，狼人目睹了父母的性交。弗洛伊德指出，狼人为何没有成功地完成这种必要的心理

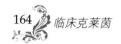

发展，而是心智无意识地被父母性交的场景占据着，持续地把自己认同为夫妻中的一员，是因为全能的幻想，他通过认同父母中的一方或另一方，保持一种插入父母性交的状态。这会严重妨碍他的发展。一个更有利的发展出现在弗洛伊德对这个小男孩的描述中，他开始接受自己像父亲，可以做父亲做的事，不过不是现在。弗洛伊德认为，这种延迟满足的行为是一个重要的发展步骤，它在某种意义上也是我所说的发展步骤：认识到像父亲，不过不再认为自己就**是**父亲——相似，但是是分开的。通过像某人的方式认同某人，与通过等同于某人的方式认同某人是两种不同的认同形式，与之相对应的是两种象征。它们是分开的，早期阶段的俄狄浦斯情结与成熟形式的俄狄浦斯情结之间的差别是第六种区别。成为某人，正如精神分裂症病人会认为的那样，他是法国的国王，拥有全能的特质；像某人则拥有不同的特质，这来自放弃全能感、认识到他人的独立性。

死本能：我们刚刚在上一章介绍过最后一种区分：嫉妒，以及作为更成熟的攻击形式的妒忌与竞争。就后者而言，对生命及好的事物的欣赏能够幸存；而就前者而言，对好的事物、美丽及生命的攻击占了主导，一切好的特质都会被移除。这是第七个，也是最后一个区别。

总结：这种区分的各种不同方面可以罗列到下述表格中：

	偏执—分裂	抑郁
投射性认同	驱逐	共情
幻想	全能的	现实的
防御	原始的	神经症的
客体关系	自恋的	分化的、有现实检验功能的身份

象征	象征等同	恰当的象征
认同	进入父母伴侣内部	观察这对伴侣
死本能	嫉妒	妒忌，竞争

　　从偏执分裂位置到抑郁位置是一个摇摆不定的步伐，任何人，无论处于什么阶段、是否达到成熟期，都将不时地在两端之间摆动。通常，一生中的一个总的趋势是朝向表格的右侧的，这代表了随着年龄的增长逐渐变得成熟。不过，有些人在这些摆动中会受到严重的阻碍，一种停止的状态将在第三部分得到进一步说明。在第三部分，我们将会讨论近期的发展，重点会放在上述区分更细致的方面。基于第二部分的发现，临床技术也发展出一些新的方面。我们会看到克莱茵的同事与学生所带来的近期发展。

第三部分　情感接触与"K"连接

第十章

※

反 移 情

随着克莱茵学派的理论不断地发展，产生了了解治疗过程的新视角，技术上的变革也因此得以发生，又反过来促进了理论的进一步发展。构成本书第二部分的这些发现与发展，在很大程度上仰仗对人类生活以及关系中攻击成分的探索，新的儿童游戏技术使得这样的探索得以开花结果。本书的第三部分将要讨论克莱茵学派临床技术的进一步发展。技术上的进展因人类对知识的渴望（求知的本能）而出现，来自：与精神分裂症病人工作的经验；作为精神分析核心的自我觉察的应用；与死本能的内在挣扎而形成的人格结构；以及对两个人之间精神分析过程的详细检查。从广义上说，我们将视线移到克莱茵去世（1960年）之后的一些发展上，在这特殊的一年，各种影响都自由地散播着，特别是克莱茵学派对运用移情与反移情这一新方法的反应。

大约在1949—1950年，对"反移情"的看法在整个国际精神分析学界突然发生了变化。在这之前，正统的看法来自弗洛伊德，尽管他很少提到这方面。在他看来，反移情仅仅是需要被克服的情绪反应——病人的移情激发了分析师自己的情结以及内在阻抗。面对病人强烈的移情时，分析师可能会有情感上的卷入。分析师可能会爱上对自己表达爱意的病人，诸如此类的；或者他会发现自己讨厌那些对他表达恨意的病人。为了保护分析师不受病人移情的影响，弗洛伊德建议采取中立原则，就像外科医生毫无畏惧地动刀子那样；或者像一面镜子一样只是照

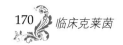

出病人的形象。这是为了要让精神分析师相信，对待他们感受的正确态度，就是废除那些感受。从1920年以后，每个新晋的精神分析师，被要求去接受治疗性的精神分析来帮助解决他们自己的情结以及工作中产生的阻抗。事实上，在那段时间，这样的治疗被称为"控制分析（control analysis）"。理想的分析师就像一个空白的屏幕，病人将在这里遇到一个被转移了情感的客体（transferred object）。

到了20世纪40年代末期，尽管有这些控制分析，很多接受过良好分析的精神分析师仍会对病人产生感觉。"空白屏幕"似乎并不存在。几个国家的精神分析师开始主张反对将"空白屏幕"这个机械的概念作为分析师的技术（Winnicott，1947；Packer，1949；Berman，1949；Heimann，1950；Annie Reich，1951；Little，1951；Gitelson，1952）。这是在批判那种采取不自然、冷漠的隔离态度的建议。

在某种程度上，精神分析师被有关反移情的新观点吸引，因为它们为单调的象征诠释增加了深度。象征诠释在弗洛伊德**梦的解析**之后成为分析的标准。简单的诠释形式，如"这是一个阳具客体"，或"我代表你的父亲－人物角色"，听起来越来越老套，因为越来越多前来寻求治疗的病人，在他们到来之时便已经熟知精神分析的理论知识。我认为，病人的这种知晓，一定在某种程度上致使精神分析师重新关注反移情，以及他们与病人互动过程的性质。

分析师与病人之间的**关系**，"不是当中一个人存在感觉，而另一个人（分析师）没有感觉"（Heimann，1960，p.152）。有了这样的认识，一种对于相遇更人性化的理解忽然就出现了。事实上，分析师的反应绝不可能是中立的，也不是毫无价值的：

> 我的观点是，分析师在分析情境中对病人的情绪反应是他工作最重要的工具之一。分析师的反移情是探索病人潜意识的工具。（Heimann，1950，p.74）

分析师与病人之间关系的要点是：

> 分析师体验到的感觉的程度，以及他对自己感觉的使用……分析师自己接受分析的目的不是要把他变成一个机械的大脑，纯粹依靠理智的程序做出诠释，而是要让他能够承受自己的感觉，不像病人那样释放它们。（Heimann，1960，p.152）

那时候，这是一个全新的看法：如果分析师能够承受感觉，感觉便是极有助益的，但是如果卸掉这些感觉，就必然会带来伤害，并且会掩盖问题。例如，分析师会对病人感到很愤怒。那么，他或许会试着把愤怒的感觉发泄在病人身上——我们可能会说，对病人"一顿指责"。或者，分析师可能会对病人感到过分地积极乐观，甚至是色情性的，于是开始僵化地执行著名的空白屏幕法则所要求的不露情感的状态。又或者，分析师可以抓住这些感受，辨识出这些感受是属于谁的，并理解它们是怎么出现的。精神分析师对病人的反应必然会揭露有关病人的信息。当然，也可能会揭露关于分析师的信息——如果分析师准备好去关心自己的感受（而不是把它卸掉）。不过，无论在分析师身上出现什么样的反应，总有一部分是他对病人的反应——同样地，正如我们将要看到的，无论病人有什么样的体验，通常都会包含他对分析师的反应。然而，为了精神分析工作的顺利进行，病人与分析师双方都需要关注病人的反应。分析师的反应则可以为病人的反应提供线索，如果分析师可以信赖他的自我认识的话。当然，即便是最具有洞察力的精神分析师，也只能在一定程度上做到这一点；随后，我们将会看到，甚至是一些分析师出错的时刻，最终也能被用作理解双方之间正在发生什么的材料。

在本章中，我想要仔细谈谈克莱茵学派分析师是如何发展出这种关于反移情的新观点的。它可以被看作两个无意识心智之间的对话，通过意识层面的交流传达出无意识的内容。在下面的第一个案例中，海

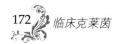

曼通过会谈结束时的一个微小的细节，展示出新的反移情概念如何被用作理解移情关系的工具。我们曾在*打自己屁股的男人*这个案例中见过这个古怪的病人。在本章所举的情境中，由于会谈的结束，分析师突如其来的情绪冲击揭露了关于病人如何与客体连接的重要特征。这对分析师而言也不是一件容易的事。通常，在日常社交生活中，这样的冲击会因为大度的包容而消散，没有太多想法；或者是，通过将来与这个人保持更远的距离来应对。不管怎样，我们可以看见，通过抓住这些回应，而不是用消散或回避的方式处理，分析师便可以更多地了解病人。

案例：内摄分析师

海曼的这个病人，常常表达他对母亲的爱与钦佩，因为母亲是一个友好的人，特别是她的宽容。例如，他记得

> 有一次，他让她坐上自己的车，一起驾车离去，当他们离开家一定距离的时候，他通过指责母亲对他所做的许多过失，来减轻自己思想上的负担。她带着一贯友好的态度，耐心地听着。

分析师跟我们强调了在病人的故事中，他是如何将母亲（正如他的父亲一样，见*打自己屁股的男人*）放在他里面的（坐进他的车），接着让她作为内在客体在里面遭受痛苦。海曼接着描述了另一次特殊的会谈。会谈一开始，他便像往常一样，报告自己在生活以及精神分析过程中的痛苦。接着，他转向一个当下的生活问题，尽管他似乎不愿意让精神分析的过程影响到它。

> 在他看来，分析已经完全无法改善他的状况，所以应该放在一边，他要求我就他的"现实"问题给出建议。这个问题是

如此地紧迫，直接干扰到他的现实生活。我并没有顺从他的要求，而是继续以常规的方式工作；他变得不那么焦虑，也不那么担心被迫害了，同时获得了更多的理解。

呈现在我们眼前的是，病人试图将精神分析师拉出分析的情境，展示了病人如何（在移情关系中）重演他与母亲之间的关系。他把她带上自己的车，通过转嫁过失的方式来减轻自己的负担。分析师，像这位母亲一样，继续耐心地说：

他对分析以及对我的攻击，以及通过对我进行侮辱与指责而获得的乐趣，显得尤为强烈，或许比平时更强烈；尽管在离开的时候得到了很大的缓解，对于他的现实问题也获得了更多的领悟，他却说我完全没能帮到他，他还是会受到一小时前他来时那样的折磨。

对分析师而言，病人反对她的主张似乎是没有说服力的，因为病人确实得到了缓解，也获得了更多的领悟。那么，病人否认自己有过好的体验，这对他而言意味着什么呢？海曼注意到他抱怨时的态度：

然而，他做出这一声明的方式，并不符合预见的痛苦状态。好像他在临别之时对我开了一枪，他的话语伴随着得意扬扬且具有威胁性的味道。

让我来重申一下我们现在已经获得的印象：似乎病人更想要对他的客体（精神分析师）造成影响，而不是跟她沟通自己言语中的内容：

很明显，他的话语包含两层意思，一层是关于我无法帮到

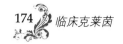

他，另一层是他所能够预见的自己将有的痛苦状态。他态度中怀有敌意的胜利感很明显与第一层意思有关——我是一个失败的分析师——符合他过去习惯性的轻蔑话语；不过，联系到他话语中的第二部分，就会出现另外的信息。他那显而易见的威胁态度，如果用言语表达，可以这样说："在这一个小时的治疗结束之后，我将会折磨你，正如我在这里所做的那样。你不能逃避我！"

的确，病人成功地对分析师造成了影响。她直觉性地捡起了那个情感强烈的瞬间。我想，这说明了分析师已经开始将自己的反应理解为病人的某种意图。他试图威胁她，使她结束会谈后继续遭受作为一个失败的分析师的痛苦：

> 病人临别话语的无意识意义是，我（分析师）将继续遭受痛苦。在无意识层面，他所说的跟他与客体的连接有关，他可以耀武扬威地控制并折磨客体，因为他已经把客体内摄了。

他预言自己将受到折磨，他是对的，不过仅仅是某种特殊的内在感觉——他将继续先前所描述的那种受虐性质的挨打。不过，他的某些方面认同了精神分析师，将分析师放在他的内部遭受折磨：

> 比起觉察到那个瞬间发生的过程，描述它则需要花更长的时间。在我看来，我事实上目睹了病人将我内摄的过程。

分析师构建了一个故事：这位男士内摄了他的客体，接着让这个内在客体遭受了某种内部的折磨。她开始意识到病人对她造成的影响，并且能够紧紧地抓住这点，对此进行思考。她接着将两件事情联系到一起：

首先，这个直白的故事中讲述的载母亲驾车出行的内容；其次，对她造成情绪冲击的瞬间（反移情）。精神分析师的工作，便是找到两者之间的相关：病人材料的内容与反移情的经验与感受，两者可以互相支持。在这个案例中，汽车内发生的情景，可以映射到精神分析性会谈的经验中。

在这个阶段，我并没有谈到分析师捕捉这个即刻过程的敏锐性，之后我们将会回到这一点。我也不想对分析师反应中来源于她自身的部分发表评论，因为保罗·海曼给出的材料中并没有说明这部分。不过，在接下来的案例中，我们将会开始看到，精神分析师与病人的内在世界如何相遇并回荡在一起。在这之前，我要对这种发展中的实践形式做总体的介绍。

当精神分析师没有将内容与反移情这两个元素结合在一起时，就会有野蛮分析的危险。海曼之后表达了对此的担心，觉得她最初的建议（1950）有时候会是一种误导，无法提供帮助。她认为（1960），一些精神分析师

> 基于他们的感受来做诠释，他们所说的是为了回应"我的反移情"所显示的疑问，而似乎不愿意去检验那些与分析会谈中真实的数据不一致的诠释。（Heimann，1960，p.153）

基于"因为它感觉是对的"而做出的老套诠释，可能会变得跟"这是阳具的象征"这类诠释一样的机械。光有反移情的感觉不足以做出诠释——正如光有象征内容也不足以支持这个诠释一样。两者需要交织在一起，相互支持。反移情可以加深象征诠释；而象征内容可以引导并确定我们对反移情的理解。内容与移情／反移情之间的相互关系是非常重要的。

因为考虑到野蛮使用反移情的风险，海曼1950年的论文没有获得克莱茵的认可。似乎这是导致海曼与克莱茵决裂的原因，尽管海曼后

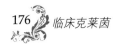

来也告诫大家要小心这些风险。

投射与内摄的循环

然而，许多克莱茵学派的分析师确实对分析关系中的反移情产生了兴趣。他们从内在心理的视角，基于投射与内摄交替循环的机制，试图了解病人的心灵生活究竟发生了什么。之后，这也涉及内在心理视角下分析师的心灵发生了什么。

在被罗杰·莫尼－凯尔（Roger Money-Kyrle, 1956）称为"正常反移情"的过程中，投射与内摄的循环在病人与精神分析师之间顺利地进行着，没有过度的延迟。病人带着他心智中的某些东西进入分析性的会谈，并传达了自己的体验。这不仅仅是将各种发生的事件、某种心智状态等相关的信息传递给分析师；这样的报告总是以一种更直接的方式，将经验真实的样子传递给分析师。实际上，主体心智中的某些部分，被投射进入分析师内部，并在那里产生影响。于是，在分析师的"心智中"，也有了这样的经验。

> 想象一下，病人带来了极好或极坏的消息，如，家庭中新生儿的到来或亲人的过世。这样的事件可能会带来复杂的问题，需要小心翼翼地分析。在上述例子中，病人可能不想要一个诠释，而是需要一个回应，来分享喜悦或分担痛苦。这也可能是分析师直觉中想要的。（Brenman Pick, 1985, p.39-40）

分析师并不是将婴儿出生的消息简单地当作新闻来听，他还拥有了病人带给他的体验。从内心来看，我们对这个过程的描述如下：分析师内摄了病人的投射。投射的形式并不一定是上述精神病人那样的剧烈、全能。事实上，较温和的投射过程会带给另一个人某种体验，这样的体验通常可以被看作谈话的正常部分，与一些其他元素一样，使得社会交往变得令人愉悦。

当分析师理解了这种体验，他就能够说，"我了解你的感受"，尽管确切来讲分析师并不会这么说。分析师通过言语来表达他对病人感受的理解，尤其是病人无意识的体验与幻想。当投射是一种更绝望的性质时，分析师识别病人投射的过程就会遇到更大的困难。尽管如此，在面对这些案例时，分析师仍然扮演着理解自己所接收的投射的角色。如果能够成功地解开投射的意义，病人最初的体验也会因此得到修正——莫尼－凯尔（Money-Kyrle，1956）称之为"新陈代谢"，以便与摄入、消化等生理过程做类比。分析师的理解为病人的经验提供了一个新的模型，一个更能沟通的形式。病人那些只能通过投射含蓄模糊地表达的经验，因为分析师的心智而被看得更清楚，并发生了转变。分析师必须找到将这些经验说给病人听的方式。在经验传播的过程中，经由分析师心智的修改，回给病人的是原始经验的语言表达。通过语言将经验传回给病人，是为了使病人获得分析师对病人更温和的投射形式，希望给病人造成一定的影响。"再投射（reprojection）"这个术语，指的是将病人先前投射给分析师的东西，再还给病人。病人可能会（也可能不会）内摄这种意识层面的理解。因此，"再投射"不单是将信息传回给病人——它还增加了分析师自己对病人的体验及理解。分析师的心智可以理解经验这个事实，让病人可以确定，这种特定的经验并不一定会堵塞心智，它还能够被思考，并不是只有驱逐它这一种方法。如果病人能够接受这点，它会增强自我认识与心智稳定性。分析师的"再投射"成了病人的附加物，这个过程可以被称为病人的"内摄"。

这样的解释描述了病人与精神分析师两人**心灵内部**发生的事。从病人的视角来看，他的内在心灵世界与外在世界发生了互动，而这个外在世界则是另一个人的内在心灵世界。这种聚焦于人际互动中**内在心理**特质的取向常常会引发外界的批判：克莱茵学派的精神分析师忽略

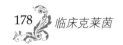

了现实。在某种意义上，他们确实忽略了，因为对某个人来说，外在"现实"即为他人的内在世界。这种取向有着流动性这一特质，令人不安，因其打破了以往的观点，即人对实体的感觉是固定不变的。就这个观点而言，人际世界并不像无生命物质组成的物理世界那样。这是一个复杂的问题，在精神分析圈外也有着深远的意义。在我的《克莱茵学派理论辞典》一书中，"主体性"这个条目对此有少量的探讨，当然我在本书最后的"反思"中也提到了一些。

总之：从内在心灵的视角，可以说分析师内摄了病人的投射；接着再以一种经由分析师心智工作处理后的形式投射（再投射）给病人；病人内摄了这种修改过（新陈代谢）的经验，以及附加的"理解自己，因而能够忍受自己"的能力。

当反移情出错时

我们曾简略提到在比昂的一些例子中（*无法提供理解的母亲，被欺骗的病人，病人失败的容器*），分析师／母亲无法摄入（涵容）投射的复杂过程。对于这些循环的过程，也存在大量的解释。在这里，我们将会采用罗杰·莫尼－凯尔（Roger Money-Kyrle，1956）的说法。他创造了"正常反移情"这个概念，试图澄清先前总结的那些偏离这一"正常"过程的情况。如果情感材料触及分析师自己的某些特定的困难，他就有可能会出错，于是，他可能会陷入以下循环中：在第一个阶段，当他接收了病人的经验时，就有可能会因为充满了病人的经验而感到不安；或者到了第二个阶段，当再投射过多地释放分析师的心智时，他会感到耗竭。

如果第一个阶段出错，病人进行投射时，分析师会因为一个内在客体而压力过重，以致无法恰当地抓住这个客体并加以思考：

为了他自己同时也为了他的病人，分析师因为一次进展不太顺利的会谈而变得过度焦虑。他可能会觉得，自己好像再次遇到了一些旧有的麻烦，变得几乎和病人一样烦恼。（Money-Kyrle，1956，pp.25-26）

又或者，第二种情况，在做诠释的时候，分析师过度地对病人进行再投射：

……在他刚刚做完自己这周的工作后不久，分析师的意识可能会被病人那些没解决的问题占据着。接着他忘了这些；不过，在意识被占据的这段时间之后，紧接着出现了一段时间的精神萎靡，那些平时占据着他空闲时光的个人兴趣爱好耗尽了。我认为，这可能是因为他在幻想中将部分的自己与病人一块投射出去了，好像必须等待一会儿，它们才能够重新回到他身上。（Money-Kyrle，1956，pp.26）

在这两个阶段中，分析师可能会被卡住——无论是内摄病人受到的困扰，还是对病人过度地投射而感受到的耗竭——两者都会导致要面对莫尼-凯尔所指出的三重任务：有必要去识别（a）分析师的困扰；（b）病人的哪方面对分析师造成困扰；以及（c）分析师被卡住的状态随后如何影响到病人。为了说明这些，莫尼-凯尔描述了一位扰乱精神分析师心智的神经症病人。

案例：施虐的病人

病人带着对工作极度的焦虑进入分析性的会谈：

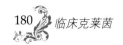

病人记起了一个类似的场合，那时候他觉得自己整个周末都失去了个性。他梦见自己的"雷达"装置忘在一家商店里了，并且无法在星期一之前拿回来。我认为，在他的幻想中，他把"好自体"的部分忘在我这里了。不过，对于这样的理解，或是我给出的其他诠释，我都不是很确定。

我们注意到，分析师的做法相当地机械化，没有获得深度的确定。我们可以说，他正在诠释象征内容，并没有包含反移情的部分。不过，问题是，反移情的部分是什么呢？这会有点困难，因为在这个阶段，分析师失去了洞察自己身上发生了什么的能力。因此，他的不确定可以被看作他已经被"困住了"的信号。除了自己做得不够好、需要更加努力尝试的感觉，他好像没有别的感觉了。在那一刻，比起分析师，反而是病人的无意识更能觉察到问题所在：

就他本人而言，他很快就开始拒绝（这些诠释），并带着逐渐增加的愤怒。同时，他侮辱我无法提供帮助。在会谈结束时，他不再是失去个性的状态，取而代之的，是极度的愤怒与蔑视。我成了那个觉得自己没用、同时不知所措的人。

读者会看到一个有趣的情景，病人对自己工作的担心减少了，同时分析师对自己工作的担心增加了。分析师受困于某个位置——内摄的位置——充满了病人投射给他的无用感，这是他无法消化的。从病人的视角来看，他带着某种心智状态（对工作的焦虑）前来，在会谈结束时，他的这种心智状态消失了，分析师的工作却还处于不确定的状态。不幸的是，分析师受困于病人的某一部分，完全无法理解这种经验。他无法用言语来描述这个过程，因而无法完成以良性的方式对病人进行再投射的过程。其中，一些有趣的方面，说明了这个过程是如何发生的，并为进一步的诠释提供了重要的线索：

> 当我最终认识到自己的状态与病人来时所描述的状态那么相似时，我几乎可以感受到再投射所带来的缓解。在那时，会谈结束了。

有趣的是，分析师的确在最后一刻设法弄明白（代谢）他自己发生了什么，而不是在会谈结束之后。不管怎样，这终究是一种解脱：

> 不过，他（病人）在下一次会谈开始时，还是带着同样的心情——仍然是极度生气与蔑视。

病人回到下一次会谈时，仍然受困于他所投射的阶段：

> 于是，我告诉他，我认为他觉得自己已经把我推入那种他自己先前拥有的无用的模糊状态，他通过让我处于"受审问"的状态来达到这点，问问题、同时拒绝接受答案，就像他父亲所做的那样。

因此，我们看到精神分析师复原了，并且能够组织他的语言。不过，这已经不再是他所描述的原始情景，现在说那些有点晚了："试图捡起我曾经遗失的思路是没有用的。一个新的情境已经出现了，对我们两个都造成了影响。"需要被诠释的是这个新的情境，是分析师如何为病人提供了机会去探索他的笨拙（fumbling），从而能够去表达（沟通）病人觉得自己无用的模糊感觉，需要被诠释的还有病人是如何摆脱了他那不舒服的心智状态的。

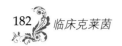
> 他的回应是非常引人注目的。在接下来的两天内，他第一
> 次变得安静，并且能够思考。

读者现在已经习惯于这种回应的重要性了。病人的态度忽然变得更安静，也更善于思考。也请注意一下思考能力的改变。一旦精神分析师能够反思自己的经验，并用语言说明白，病人便获得了重要的附加能力，即思考自己经验的能力：

> 接着，他解释了为什么他昨天对我如此愤怒：他觉得我的
> 一切解释都指向我的毛病，而不是他的。

我认为，很明显病人忽然获得了一种新的力量，去俘获他自己对形势的看法，而不单单是激烈地反抗分析师。我们会发现很难去质疑分析师的看法：诠释触及了病人的某种真相，恢复了他的一些心智功能。

这种一步一步的"缓慢的"解释，描述了病人的投射如何匹配了分析师的一些问题，于是分析师开始认同他的投射，同时被扰乱。他无法适当地处理这种经验——至少，最初的时候没有做到——跟病人一样，他被这样的体验打败了。最终，分析师困在无用与模糊的感觉中。为了找回自己的位置，他不得不

> 默默地进行自我分析，包括辨别两件感觉上非常相似的事
> 物：我自己因为失去线索而感到不胜任；我的病人蔑视他无能
> 的自己，他觉得这部分在我身上。

辨别的过程是一个非常重要的点。病人的一个方面与分析师的另一个方面在分析师内部相遇，混乱的身份（是谁病了？）需要被解开，因为在某种意义上，那一刻双方都病了。

让我们试着从另一个我们已经熟知的角度来看这个问题。它涉及投射的性质，即投射过程的暴力程度。当主体——病人或分析师——在他的无意识幻想中加入了较多的暴力，结果更容易变成另一个心智中纠缠的混乱。对分析师来说，至少他的目的是以暴力程度低于病人最初投射时的方式再投射。如果他成功了，整个心智的特质将会从偏执分裂位置摆向抑郁位置。

心智的相遇

不仅精神分析师有着常人的反应，病人也很容易想到，他必然也会有这些反应。于是，他会想知道分析师是怎么处理这些反应的。一直以来，病人都在寻找来自分析师的回应：例如，"病人投射给分析师成为一位母亲的愿望"（Brenman Pick，1985，p.41）。的确，充当"母亲一样的角色"常常是最初选择成为精神分析师或心理治疗师的重要动机，病人或许能够准确地发现这一点。接着，他们可以通过某些方式来使用它：也许是获得被母亲照顾的满足感，这是他们感觉自己欠缺的；或者，也许会寻找方法将好的感觉带给分析师；又或者，可能会创造一种控制了分析师心智的感觉，等等。

厄玛·布兰曼·皮克（Irma Brenman Pick）将这部分扩展成一种普遍的规则："如果嘴巴寻找乳头是一个先天的倾向，那么，我相信，在心理上的等同是，一个心智状态会寻找另一个心智状态"（Brenman Pick，1985，p.35）。正如我们先前所注意到的，在心理层面上，病人的外在现实是另一个人（精神分析师）的内在世界。当分析师被病人呈现的材料及病人的心智状态所影响时，他必须冷静地回应。受到干扰时能够平静地反思，这样的困境是分析师一直需要面对的：如果"我们摄入病人的体验，却没有拥有体验的能力，我们就不能做到这一点"（Brenman Pick，1985，p.35）。面对这些体验时，能够以平静的状态去反思，这就

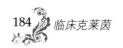

要求我们具有相当大的情绪弹性，以及修通它的力量：

> 我们工作中的一个很大的困难是待在这个双重的领域，与
> 我们自身的重要经验保持接触的同时，忠于我们的技术的重要
> 价值……例如，这个问题也适用于诠释与反移情之间具有争议
> 性的问题……问题变得极端化，好像一方面是全好的，另一方
> 面是全坏的。（Brenman Pick，1985，p.40）

分析师时常冒险脱离这个刀刃，采用冷漠的理性反应方法（空白屏
幕取向），或是按照自己对病人的反应来回应，"因为感觉这样是对的"
（这是海曼在上文中告诫大家要摒除的习惯）。

关于诠释与反移情之间的争议，只有唯一的解决办法：诠释的内容
必须建立在理解分析师反移情的基础上，同时考虑病人材料中的内容：

> 除非在我们的诠释中，我们能够恰当地认识到这点（分析
> 师预期的或真实的反移情），否则，诠释不是变成冰冷的拒绝，
> 就是被抛弃，我们觉得自己被迫以"普通人"的那种非诠释性
> 的方式回应。（Brenman Pick，1985，p.40）

因此，"变成普通人"的风险是：通过将客体分裂成"好"客体与"坏"
客体的方式来面对他人，即从抑郁位置痛苦的混合情绪中撤离。在下一
个案例中，母亲坏的方面被归咎到家庭、配偶以及过去的客体身上，远
离了会谈以及精神分析师这个当事人。分析师成了那个令人满意的好
母亲——比其他任何人都要好。病人与分析师双方都很享受这个虚构
的状态。这里就有被卡住的可能，病人投射了一个完美母亲的形象，这
正是分析师所渴望成为的。如果这样的互动没有进入意识层面，并且
用语言澄清，精神分析就会被卡住，尽管双方都觉得很享受。下面的案

例展示了，分析师如何挣扎着将这个过程想明白。

案例：敏感的男士

厄玛·布兰曼·皮克的病人 A 先生，在国外接受了一次精神分析治疗后来到伦敦：

> 在进入分析会谈前的几个小时，他曾卷入一场车祸，他停着的车被撞了，并且严重受损：他自己并未严重受伤。显然，他还处于一种受惊的状态，不过他没有提及受惊或害怕的感觉，反而以一种极度担忧的态度，解释发生了什么，碰撞发生之前与之后他所采取的正确步骤。他继续说到，他的母亲（住在他前一位分析师所居住的国家）碰巧在事故发生之后打电话给他。当被告知这一事故时，她回应说："如果我早知道你有这么糟糕的消息，我就不应该打你的电话。我不想听到这样的消息。"他说，由于他先前的分析，他了解到自己必须理解母亲无法承受这些，他也能够接受这一点。

呈现在我们及精神分析师面前的是，一位听起来非常合作的病人，他知道如何处理受到的惊吓。病人也能意识到"坏消息"对他母亲的影响——母亲不想听到这样的消息，他还能意识到，他的"理解"对他母亲以及他先前的分析师而言，是多么的重要。

> 不过，他对另一位司机却感到非常愤怒，以一种好战的态度表示，他愿意继续坚持自己的看法：那位司机将要赔偿损失，如果有必要就上法庭。

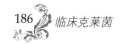

除了他的理解，他还能感受到一种快速、好斗的愤恨：

> 我相信他已经非常生动地表达了他自己的信念：他将要独
> 自承担眼前的打击，以及事故本身与母亲对此的回应所引起的
> 愤怒与恐惧。他相信，不仅母亲不想听到车祸这个糟糕的消
> 息，分析师也不想听到"有一个不愿意聆听并分担他的痛苦的
> 母亲／分析师"这个糟糕的消息。他觉得自己被教导要"理解"
> 母亲，或者是要听分析师的话，同时带着愤怒的潜在信念：母
> 亲／分析师将不会聆听他的痛苦。

病人对他母亲的保护已经足够清晰了，这就是为什么他如此地通
情达理。不过，分析师也告诉我们，病人也找到了一位同样不愿意听到
坏消息的分析师。在这点上，我们能跟上布兰曼·皮克吗？这里的关键
点是，当病人真的感受到痛苦的时候，他却如此平静地跟分析师对话，
这很可能暗示了，他觉得眼前的这位分析师也无法忍受痛苦的病人。我
们可以说，实际上他并没有恰当地使用分析师，将车祸所带来的痛苦投
射给她。就像他先前的那位分析师一样，眼前的这位分析师将会要求
他变得通情达理，而不是看见他的愤恨。不过，在无意识层面却有另一
种态度：

> 他赞同这一点，让自己振作起来，表现出正确的行为，变
> 成所谓"通情达理"的人。他用作正确的事获得的胜任感，来
> 代替忍受疼痛的痛苦。不过，他也让我们知道，在无意识层面
> 他会将自己的愤恨坚持到底。

这个病人正在分裂他的客体：一边是他必须理解与保护的分析师，
另一边是无意识层面他将要严厉谴责的人：

现在，让我一起来看看会谈当中发生了什么。病人通过他"能够胜任"的方式处理他自己的感觉，并取得了效果，但是，他也表达了一个愿望，希望拥有一位能够承接他的恐惧与愤怒的分析师／母亲。我诠释说，他渴望拥有一个不会挂电话的人，而且能够承接并理解这个意外事件带来的影响……

于是，眼前这位精神分析师的确感受到一些来自病人的影响——他制造的某种投射；投射的不是他受到的打击，而是他的孤单。同时，她还能告诉我们，他那坚忍的"通情达理"所呈现出的孤独感，确实引发了她母性的感觉与同情心：

……假设病人对分析师的移情是一位更能理解的母性人物。我认为，这部分与分析师在这种情况下想要"成为照顾病人的母亲"的那些部分"相匹配"。

她摄入的不仅仅是一个感到孤立无援的儿子，更重要的是，她也摄入一位能够感受到病人的孤独并愿意回应的"母亲"。这位"好"母亲融入了她自己的母性感觉。这样的回应似乎是足够自然的，不过布兰曼·皮克对她自己的反应却心存疑虑：

我被诱惑进入一种状态，不是去钦佩敏感、胜任的方式，就是谴责这种方式。我发现，我感觉自己优于他母亲、他先前的分析师以及他自己的"胜任感"，并且开始评判这些。

她从自己的反应中注意到，病人发现了分析师内在母亲的某个特殊的方面可以用于投射——感觉比别人好的方面。布兰曼·皮克注意到她自己的优越感：她可以比病人的母亲做得更好，比他先前的精神分

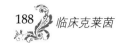

析师做得更好（那位分析师似乎需要从病人那里获得胜任感），也好过要求病人具有胜任感的内在母亲。布兰曼·皮克发现她正愉快地卷入一种自身的分裂，一位彻底的"好"母亲和所有那些"不好的"人：

> 我要把他们都送上法庭吗？……于是，我需要跟他说明，通过在我面前呈现如此糟糕的母亲／分析师形象，他是希望说服我去相信，我跟他们是不同的，并且优于他们。

她最终意识到，她的优越感与病人邀请她成为最好的母亲有关。通过这种方式，分析师进入了病人的某种互动模式，这样的互动似乎对病人来说是最明智的，而且，在某种程度上，对分析师来说也似乎如此。问题是，这样仅仅起到的是重复病人预期的作用。这些预期，来自他在移情中对分裂机制的使用，需要被理解，而不是被重复。

布兰曼·皮克相信，病人可以积极地改善这种情形，他将会真正理解母亲的感觉。他之前相信自己的母亲不愿意听到坏消息，想要疏远，他对此的看法似乎是对的。但是，他也有一些关于理想母亲的想法，希望在精神分析师的反应中找到。布兰曼·皮克提出了一个问题：她应该回应，还是诠释？她认为，当他想要被富有同情心地倾听时，如果她回应了，这只是重复他的分裂模式。此外，在她看来，这种深埋心底的"演出（enactment）"必定是一种习惯性的移情模式，对病人来说，最好是让他明白，他可以选择是否要持续地对其他人的心智进行投射。

因此，适当的做法是，通过诠释告知这种反应："关键点是，我们必须处理好感受，并且把它们转变成思考"（Brenman Pick，1985，p.41）。这符合海曼的主张：分析师"要**承受**他的感觉，而不是像病人一样释放"（Heimann，1960，p.152）。莫尼－凯尔与布兰曼·皮克两人都指出了，精神分析师是不完美的（因此精神分析本身也是不完美的），他们会犯错，有着复杂的感受与动机（抑郁位置）。像病人一样，他们也有欲望：

"排除不适的感觉，沟通、分享经验，以及正常的人类反应。在某种程度上，病人寻求重演性的回应（enacting response），分析师也有重演的冲动，这些可以部分地通过诠释来表达"（Brenman Pick，1985，p.36）。关于她悄悄进入母亲角色这点，她说："如果我们不能摄入并且思考我们自己的这种反应（如：成为母亲的愿望），那么我们可能会沉溺于做病人真实的母亲（可能会通过言语或其他富有同情心的手势这么做），或者我们会被自己这样的做法吓到，以致隔离、最终无法触及病人想要被母亲照顾的愿望"（同上，p.38）。布兰曼·皮克已经详细说明了莫尼－凯尔提出的卡住状态，以及在这种状态中，分析师人格中特定的部分（病人非常了解这部分）与病人的某些部分"相匹配"的情况。

精神分析师可用的部分

布兰曼·皮克在主张"一个心智状态寻找另一个心智状态"就像嘴巴寻找乳头时，提出了一个用于理解移情／反移情互动的重要模型，为了提供帮助，"少量的自我分析"是必须的，能够解开卡住的状态。精神分析师必须了解自己敏感、容易被投射的部分。慈母心很明显是一种可能性，因为大多数精神分析师正在从事替他人感受并减轻痛苦的工作。每位分析师对此的表现不同。大部分人会发现，自己有时候会变得想要让对方安心，或者直接给不开心的病人建议。每一位分析师都会有很多其他这样的方面，让病人通过这样的方式来做连接。我们当中的每个人都有着独一无二的人格，都有想要迅速回应的独特方面。某些常见的是：分析师的超我，例如，病人常常会在不知情的情况下，期待被分析师批评，分析师也常常就这么做了。另一个例子是分析师与性有关的方面，也许这是最早被意识到的——早在约瑟夫·布罗伊尔（Josef Breuer）于1882年开展他的治疗之时。当他的病人安娜·欧（Anna O）爱上他时，他变得完全地隔离，放弃了整个精神分析的计划，把个案

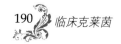

留给弗洛伊德独立处理。

这类问题会妨碍我们理解病人的内心世界正在发生什么，因为精神分析师心智所受的困扰已经超出了限制，分析师的困扰与病人的"相匹配"。在某种意义上，分析师可以说是理解这种困扰的，只是那时候不知道怎样做对病人来说是有用的。

不过，也许病人的某些方面想要扰乱精神分析性配对（psychoanalytic pair）中的"认识"连接（link of knowing）。在随后的章节中，我们将要开始关注病人的一些做法，他们会利用精神分析师努力想要认识他们这一点。在接下来的两章，我将要呈现给大家有关理解"认识与思考过程"的一些重要发展，以及当中出错的一些情况。

第十一章

✳

认识与被认识

　　一些精神分析师工作的基础是未受干扰的**治疗联盟**（treatment alliance），在治疗联盟中，病人和分析师一起探索病人的潜意识。克莱茵学派的分析师认为，这样的联盟不可避免地会遇到麻烦。它与病人人格中的一切其他方面一样，容易产生冲突与干扰——在这点上，分析师的人格也是一样的。在第十章，我们曾看到病人与分析师的心智之间复杂的情感连接，以及这部分如何不可避免地被双方扭曲。然而，关于这部分的讨论产生了精神分析的另一个领域：另一种性质的连接。精神分析提供了一个机会，使得双方可以互相认识。认识与被认识的状态，被称为"K 连接"。它在移情与反移情的框架下形成，正如第十章所呈现的，"K 连接"无法从情感连接的风暴中抽离出来，也就是说，我们必须要"处理好感受，并用把它们转变成思考"。不过，在病人身上会有一种冲动（确实也出现在分析师身上），希望将认识的过程从强烈的情感接触中分离出来（见第十三至十五章）。后面，我们将会看到，某些病人相信，他们的心理存活（psychic survival）仰仗把他们的认识分离出去的过程（见第十四章）。

　　首先，我想要介绍象征化（symbolization）这个当代的重要主题。我们曾看到思维扭曲的精神分裂症病人在认识与思考方面的困难（第七章），以及他们对"意符（ideograms）"的古怪用法。这驱动汉娜·西格尔（Hanna Segal）开始探索象征形成（symbol-formation）的过程，以

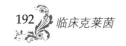

及出错的情况。

象 征 形 成

要获得使用象征符号的能力，需要有能力对客体拥有双重认识：认识到客体本身——例如，一个词语；同时还要认识到，它意味着一些别的东西。一个词语，是写在纸上的一个图形，不过它同时也是一个意味着某种事物的实体。一个象征符号同时指代两件事物。"苹果"是写在纸上的黑色字体，它同时也指代一种可以用来吃的水果，表面可能是红色或绿色的，等等。

西格尔认为，象征形成的能力会受到投射性认同的影响。在较为剧烈的投射性认同形式中，自体与客体之间丧失了边界（见*占据客体*）。于是，客体（象征符号）与主体的心智内容（他或她想要象征的意义）相混淆。意义与象征符号就**变成了**同一的、等同的：象征符号成了被象征化的事物。西格尔（1957）称这个过程为"象征等同（symbolic equation）"，与恰当的象征形成相对应。很明显，这对思考的能力产生了重要的影响。如果象征符号完全等同于它们所要象征的事物，那么，两者被使用的方式也将会是相同的。西格尔用两位特殊病人的材料，对此进行了说明。

案例：拉小提琴的病人

住院病人 A 是一名精神分裂症患者：

> 他有一次被医生问到，为什么他发病的时候就停止拉小提琴。他激烈地回应说，"为什么？你期望看到我在公众场合自慰吗？"……

他手中拿的小提琴与他私密的（或许也是令他感到羞耻的）生殖器是等同的。象征符号与外在客体之间的边界被侵蚀了：

> 对于病人 A，小提琴完全等同于他的生殖器，以致无法在公众场合触摸它。

这与下一位病人 B 正好相反，他可以把象征符号用作代替物，而非等同物。

案例：另一个小提琴

病人 B 创造了完全不同的象征符号：

> ……一天晚上，病人 B 梦见他和一位年轻的女孩一起拉小提琴二重奏。拉小提琴让他联想到自慰。很明显，小提琴代表了他的生殖器，拉小提琴代表了与女孩一起自慰的幻想。

拉小提琴代表的是一个幻想，而非真实的自慰。在某种意义上，或许他在表现自己真实音乐技巧的同时，还增加了一些自慰的兴奋与愉悦。

通过拉小提琴来象征化地进行自慰，显然不同于以完全有形并令人尴尬的形式将拉小提琴与自慰等同起来。差异来源于是否有能力在象征符号中看到一些个人或社会的意义，而符号本身不等同于这些意义。将一些个人的事物放入外在客体（象征符号）的过程，有赖于自体与客体之间的边界的清晰度。而边界的清晰与否，在于个人习惯使用投射性认同的形式。如果投射性认同非常剧烈，包含大量转移部分自体的过程，以及随之产生的个人身份与客体身份扭曲，那么，象征符号就会变得具体化，成了当事人本身或是当事人的一些方面。现实、思想、

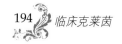

真相等方面也因此发生了严重的扭曲。

另一方面，不那么剧烈和扭曲身份的投射性认同形式，是恰当象征化及沟通过程的基础。在连续谱中不那么剧烈的一端，一些意义被温和地附着到象征符号上——意义得到了表达，而不是从使用者那里被驱逐出去。这样的表达（与驱逐不同）不会干扰主体（尤其是他或她的意义）与象征符号之间的边界；客体（象征符号）也在代表其他事物时，保留了自己的真实身份。沟通与象征符号不是简单地在一个语言文化中达成共同的使用协议，而是要求一个前提条件：一种沟通形式的投射性认同。

思　　考

受干扰的象征化过程会导致受干扰的思维方式。精神分裂症患者身上发现的思维障碍，来源于通过象征等同形成的有形象征符号。一旦能获得恰当的象征符号，特别是语言，思考的能力便能大大地增强。换句话说：从有形的客体迈向象征符号的这一步，类似于将躯体感觉转化为心理经验的过程，也确实属于这个过程的一部分。如果达到了这一步，接着就能形成想法，激发心智发展出思考的能力。这个从躯体感觉到心理经验的转化过程，与其他立即释放（驱逐）感觉的过程有所不同。例如，饥饿在胃里会被体验成"空腹痛"，可单纯地当作躯体疼痛，用药物来治疗。或者，这样的感觉可以被保留在大脑中，认识到这是一种需要食物的情况——以饥饿的心理感觉来呈现——于是，通过恰当的思考，最终或许会决定做一个三明治。

这类从躯体感觉到心理经验的转化过程是苏珊·艾萨克斯（Susan Isaacs）提出的（却从未进行探索），她曾说"幻想是心智的产物，是本能的心理表象"（Isaacs，1948，p.83）。比昂与随后的克莱茵学者进入了这个特殊的领域，探索躯体过程以外的无意识幻想、经验、意义与思维产生的过程，以及这个过程出错时会出现的问题。比昂用"阿尔法功能"这个术语来指代转化的过程，正如我们前面所看到的（第八章），把它看作一个心理或情绪的容器。心理象征符号是躯体感觉的容器。躯体感觉堆积在心智当中，通过反思，搞清楚它们的意思（例如，给它们一个意义），接着便可以用它们来思考。

在下面的案例中，这个过程出现了问题。记住西格尔的观点：剧烈的投射性认同形式会干扰象征形成。

案例：意义与沟通故障

西格尔的一位病人，因为缺乏有意义的想法，沟通上出现了极大的困难。她试图通过学习哲学、语言学和现代语言来帮助自己：

> 在分析的早期，她的言语沟通是非常难以理解的。我常常无法听明白她意识层面要表达的意义。她习惯于误用词汇，混用不同的语言，等等。在她所说的，她想说的以及她真实的想法之间，很少有联系。通常情况下，无意识的意义就更令人困惑了……同时，非语言的线索也不够充分，有时还有误导性质。例如，她的声调与面部表情通常与她的心智状态没有任何关联。有时，她的象征也非常有形……常常以躯体感觉来回应我的诠释。言语被体验为具体有形的事物，就像她内部的块状物……有时候，她会说很长一段时间，不过在她的话中，我完全抓不住任何有形或真实的东西。

我们很难去理解这种思维障碍，似乎这是问题所在。不过，很明显，区分语言（象征符号）与躯体感觉的能力受到了干扰。语言如此抽象，以致无法与任何事物做连接。在其他时候，它们似乎就等同于躯体

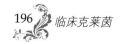

感觉。实际上，这个病人无法使用恰当的语言容器来承载她的经验，使她的经验可以得到充分的表达（见比昂的案例*结巴的男人*）。事实上，倒退似乎就要发生：意义消失了——

　　同时，我可以观察到她如何清空我话语中的意义，比如听到诠释的时候立即把它转换成一些哲学或精神分析学的抽象术语，常常彻底地把诠释的意义给扭曲了。

我们已经看到一个会剥夺意义的客体，一个"奇怪的客体（bizarre object）"。我们正在使用容器（container）这个概念（第七章），所以我们可能会问，这是一种什么样的涵容（containing）。正常的涵容功能是用语言为她的经验赋予意义，而这个病人似乎有一个内在客体，其功能与涵容正好相反。它剥夺了她的语言以及她分析师的语言的意义：

　　在上述模式中，我们可以看到容器（container）与被涵容者（contained）之间的故障。当她过度具体有形时，被投射的部分便完全与容器认同。当她将意义清空时，容器与被涵容者之间就成了互相清空的关系……这种在她投射的部分与容器之间的相互毁灭关系，似乎与嫉妒和自恋有关。
　　任何在她之外会引发嫉妒的东西都是不被允许的……她有几个能够反映出她性格特征的梦，描绘了她的自恋。例如：她与一位年轻男士一起躺在床上，并跟他黏在一起，不过这位年轻男士就是她自己。

这种投射性认同的全能形式，是为了否认她自己与客体之间的分离（separateness），因而她否认她的客体是另一个人。所以，自恋的状态让她不用体验到因为意识到他的分离、差异以及他身上会让人嫉妒

的品质而引发的痛苦。与西格尔一样，我们也会对病人习惯性地出现
融合的幻想（投射性认同）以及呈现出的扭曲的象征符号产生兴趣：

> 在报告了几个这样的梦之后，她带来了一个不同的梦。她
> 待在一个房子里，房子的阁楼正在崩塌。她不想去理会这件
> 事，因为她住在顶层与底层之间的中间层。对于这个梦，她有
> 很多有用的联想。她拥有的公寓也在一栋三层的房子内。房
> 子的主人希望她分担修复阁楼的费用。她对此感到非常愤怒，
> 觉得这不公平。她的确签了合同必须这么做，不过她当初是多
> 么愚蠢，会答应这样的事。受损的阁楼并未让她的公寓处在危
> 险当中，因为她住在中间层，不过她为自己住在顶层公寓的朋
> 友感到担心。接着，她说，中间层是她的胃，开始抱怨她的躯
> 体症状。阁楼肯定是她的头部，正处于一种可怕的崩溃状态。
> 她无法思考，无法工作。她认为，她的头部肯定是我最担心的。

正在崩塌的阁楼说明病人对自己沟通过程中智力的崩塌有所觉
察——也就是说，她的大脑中充满了受损的交流。不过，她将自己对这
部分的担心分裂出去了，投射成精神分析师（梦中的主人）的责任。我
们可以看到这种投射性认同——病人故意将自己的责任感重新放置，变
成分析师要为她负责：

> 我对她诠释说，她放弃了我们的分析合约，即我们都得关
> 心她的头部，并指出，住在顶层公寓的朋友是她的内在客体、
> 想法、感受，这些都是她自己不想关心的。

当投射性认同被诠释之后，会发生什么呢？

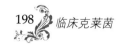

不过，在后来的会谈中我注意到，尽管她抱怨自己头部的状态，她的态度带有非常优越的感觉，特别反映在以下情况中：虽然她自己在会谈过程中抱怨感到如何空虚，如何无法沟通，她似乎对自己的比喻感到非常骄傲，随着谈话的继续，她采用的比喻也变得越来越绚丽多彩。

诠释带来了态度的转变——优越感，不过同时她也认识到了空虚的状态。我想先前的案例已经让我们懂得，这种空虚感代表病人经验中的某些东西失踪了。进一步的诠释使一些东西得到了澄清：

> 当我诠释说，她在谈到中间层的时候是相当不情愿的，事实上她在想的是第一层（the first floor），这是她的家庭用来指代"上流社会"的说法。

病人变得能够觉察自己的优越态度，以及她通过投射性认同要维持的全能感，这些都旨在否认她需要依赖分析师的心智（为了能够思考）。虽然她最初对自己沟通的困难感到厌烦，她变得比精神分析师优越，并把维持自己心智及内在客体秩序的问题丢给了精神分析师，结果是，觉得自己超越了理解并赋予意义的过程。西格尔在她的文章中继续谈到海伦·凯勒（Helen Keller）的例子，一位从她老师那里学习语言的聋哑人。因为这个病人也读过凯勒的自传，不过她读到的是，海伦·凯勒——

> 发明了一种手语，并教给了她的老师……海伦·凯勒带着她所有的身体障碍，获得了与观众完整的沟通，而我可怜的病人却仍然在为沟通问题挣扎着……她还是没法接受，她曾经在她的父母那里学习说话。

这个案例的要点是，展示全能的投射性认同如何严重地干扰象征化的沟通。这个病人不是精神病性的，她的心智也没有破碎。然而，很明显的是投射性认同干扰了她的身份感——她感到很空虚，她身上有责任感、能够表达关心的部分失踪了——也阻碍了具有沟通性质的 K 连接，即病人与分析师之间互相认识与被认识的过程。病人的内在客体并没有发展成为一个容器，能够让她更多地理解自己与他人。相反，她自己的优越感在她内部安置了一个糟糕的客体，傲视她认识自己的这项工作。

在前面（第八章）我们见过一些案例，病人缺乏一个足够好的母亲去协助病人从躯体感觉到象征符号的转化过程（*无法提供理解的母亲、被欺骗的病人、病人失败的容器*）。这种阿尔法功能（转化过程）包含了涵容的经验。起初，当婴儿非常年幼时，这个功能必须由"母亲"这个外在客体来执行。随着这个功能反复地被内摄，建立起一个内在客体，使婴儿不断地提高"了解自己"的能力。在精神分析领域，分析师的心智提供了"母性的"阿尔法功能，让病人内摄。现在，我们能够看到，认识的问题来源于两个方面：首先，这个外在客体（"母亲"，精神分析师）无法发挥作用，正如比昂的病人，感到被这个客体欺骗了；此外，正如我们刚刚说到的西格尔的病人，某些内在的资源（嫉妒）把她放置在一个优越的位置，拒绝承认她对外在好客体的依赖。在这种情况下，她无法内摄并建立一个能够提供理解的内在客体。

获得思考与认识的能力，是发展出一个能够赋予意义的内在客体的必要条件。这样的连接，比昂称之为"K"连接，是一种认识他人以及被他人认识的经验。例如，布兰曼·皮克（见*敏感的男士*）通过移情／反移情关系中进行的互相探索形式来对此进行描述。西格尔的病人废除了这种"K"连接，她废除了她的分析合约以及思考过程。比昂把这种现象称为"-K（负 K）"。

思考、认识与被认识的能力，有赖于当事人在俄狄浦斯情结早期阶

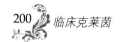

段的发展，尤其是承受渴望了解父母及其行为的能力。现在，我们将要
介绍思考与俄狄浦斯父母之间的关系。

第十二章

※

俄狄浦斯式认识

通常，俄狄浦斯情结指的是爱与被爱的连接——以及恨与被恨的连接——在三角情境中，爱父母亲其中的一个，恨另一个。有时候，这些被称为"L"连接或"H"连接（Bion，1962b）。同样地，大家可以认识到，俄狄浦斯的故事讲述了一个发现令人不悦的隐性知识的过程（一种"K"连接）。索福克勒斯（Sophocles）所写的剧本，几乎就像一个现代的侦探故事——追查坏事与作恶者。因此，儿童性生活的核心幻想部分中涉及追寻、好奇以及获得知识的过程，而多数有关学习与认识的障碍，可能都来源于对俄狄浦斯情结的扭曲、畏惧与防御。

弗洛伊德认为，认识是本能的、求知的（epistemophilic）部分力比多——一种对知识的基本渴望——它是俄狄浦斯情结固有的部分，呈现为想要了解原初场景（primal scene）中父母的性行为。克莱茵补充说，认识的欲望在一定程度上受到焦虑的驱动，而焦虑则来源于攻击性。对自己的攻击性会伤害他人的担心，导致急切地想要看到现实，确认攻击客体的幻想是否"只是"幻想而已。如果发现外在现实是，所爱的客体仍旧活着，并在很大程度上仍然爱着我们，仍然可以被内摄，那么我们就能获得相当多的信心。对外在现实的探寻，可以支持一个摇摇欲坠的内在世界——正如在不安全的内在客体这个案例中，理查德担心失去他的精神分析师时那样。不过，一个好客体的归来，正如理查德在早期案例中报告的（认同一个"好"客体），会对内在世界产生很大的影响。

　　比昂补充了有关认识的一个更深的方面，涉及了解内在世界。他跟精神分裂症病人的工作（见第八章）让他明白，对于内在世界的焦虑，可以通过打断自己的意识来面对，尤其是对自身感觉与心智的意识。他观察到婴儿被涵容的需要，即它的内在状态被母性的认识（maternal knowing）涵容（见无法提供理解的母亲、被欺骗的病人、病人失败的容器）。因此，他将学习与认识描述为在心智中将事物结合起来（bring together）的活动：将先概念（preconception）或预期与事物真实的样子结合起来；将一个观点与另一个结合起来；将两两放在一起，等等。他拿这类活动与父母通过性行为结合在一起做类比。比昂认为，事物在心智中结合在一起会产生的反应，类似于面对父母通过性行为结合在一起所激发的反应。事物在心智中结合在一起的经验，是结合的父母双亲（combined parent figure）的一个版本，位于心灵的内部。我们曾在遭受蠕虫攻击与打自己屁股的男人这些案例中（第五章）看到这种经验的躯体形式。现在，我们要考虑这种经验呈现在心智中的形式。

　　接着，我们会看到与俄狄浦斯情结相关的张力与攻击性，出现在知识领域，例如，观点的连接（coupling of ideas）——心智性交（mental intercourse）——造成思维障碍。对于内在性交的优越态度，类似于对另一个人内在的心智性交的嫉妒。我们将会在本章的案例中看到，俄狄浦斯的兴奋与攻击性如何折射在心智性交上。除了比昂提供的，我们会看到更多详细的证据。不过，我首先要描述一些会出现的俄狄浦斯幻想，以及婴儿对抗这些最可怕的幻想的方式。

　　俄狄浦斯幻想是一系列恐怖的活动，并且因为其他防御性的幻想而得到缓和。实际上，当婴儿被恐怖的感觉淹没时，它会采用这些防御性质的幻想。为了澄清防御性幻想这个概念，我们可以想象，一个饥饿的婴儿正在幻想它的胃里有一些引发疼痛的客体。为了拯救自己，婴儿会继续幻想把这个"坏"客体驱逐出去。它可能在现实层面通过排便的方式制造一个扭曲的信念："坏"客体已经被排出体外了。有时候，在这种状态下，如果母亲过来喂奶，婴儿可能会认为，那些被投射出去的会引起疼痛的恐怖客体又回来了，所以它无法接受食物。因此，由于饥饿的痛苦而产生的恐怖幻想通过其他幻想处理了——本例中的投射幻想。

俄狄浦斯幻想与结合的父母双亲

我们可以看到，克莱茵的儿童病人，满脑子都是与所爱的父母有关的担心与攻击行为。在我们看过的案例中（*游戏受抑制、彼得的淘气*），彼得对于父母的性交感到非常焦虑，父母性行为的产物：弟弟的诞生，也是他需要面对的，被排除在外的感觉激起了他的谋杀幻想。当孩子还很年幼的时候，被父母排除在外会让他觉得，父母是一个单一的结合人物（single joint figure），处于一个非常亲密的结构中，即所谓的"结合的父母双亲（combined parent figure）"。这样的认识所引发的情感危机犹如地震一般。与彼得一样，厄纳（见*厄纳的俄狄浦斯情结*）也因持续的突发性攻击行为与担心而受尽折磨。

从很小的时候，儿童就开始采取回避行为。他们通过沉浸于一些能够缓和剧烈的俄狄浦斯情境的幻想来进行防御（见*小女孩与大象*）。例如，在*受伤的父母*这个案例中，病人梦境中的幻想是，他将自己的父母分开，通过自己优越的权利来控制他们的行为。因此，他便可以不用经受进一步的攻击——尽管他也觉得自己担负着照顾父母的责任。

在接下来的案例中，病人的经验围绕着一个特定的核心幻想。似乎这个病人经验到有一对夫妻驱使她入侵他们的性活动。这导致了一种有关性交的幻想——一个人入侵另一个。这一灾难性的画面所激发的焦虑需要得到处理。她处理的方式是，通过构造并试图意识到另一个幻想情境，即两个人受到某种障碍物的干扰，从未聚在一起。这样的幻想挽救了性交活动中的配偶，也挽救了病人，免于感受到入侵性攻击的危机。不过，它却创造了一个荒凉的世界，在这个世界中病人很难与任

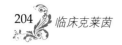

何人保持联系。这是一个特别具有说明性的案例，展示了好奇心如何被当作碰撞性、入侵性的心智性交，非常像病人对暴力性交的感觉。

她还有另一种保护自己的方法：把她的知识、她认识的欲望（好奇心）强加给精神分析师，由此让她自己摆脱这种危险的东西；于是，这种危险的碰撞性入侵可能可以得到控制（被分析师控制）。通过这种方式，她便可以消除自己的担心。此外，在对精神分析师进行投射的过程中，她正在进行另一种具有攻击性的碰撞性入侵（一种剧烈的投射性认同）。

事实上，各种各样的幻想在精神分析的过程中有着强有力的影响。分析师被牵扯着进入压力情境时，需要处理好自己的反应。在意义与沟通失败的案例中，西格尔的病人也试图用同样的投射方式回避认识（回避与分析师之间的探索约定）。我们需要警惕在精神分析的过程中，这种认识与自我认识受到抑制的习惯。

案例：投射理解

迈克尔·费德曼（Michael Feldman）的一位女性病人，在她的精神分析中卷入很深，却对分析知之甚少。她提到自己非常严重的性问题，这使得她对任何的亲密行为都感到恐慌。她也在逃避精神分析师，为了避免对她自己的焦虑与痛苦产生好奇，她也回避谈论可以在她自己的心智中制造的关联：

> 在我想要描述的这次会谈之前，病人第一次回想起一个发生在她童年时期的事件……当时她5岁，正当入学年龄，一辆运载锅炉的卡车失控了，撞倒了门前又高又厚的篱笆，停在了客厅的正前方，此时她的母亲与祖母正坐在那里……这反映了一种焦虑，与她的亲密行为出现问题有关的焦虑。有一个客体正在以暴力、失控的形式入侵……它也说明了需要一个护栏。

病人带给她的分析师一幅生动的画面。让分析师印象深刻的是，很明显她有一个恐怖的经验。他意识到，当他试图用理解的方式靠近她时，她也需要忍受这样的经验：

> 在这不久之后的某次会谈，她迟到了十分钟，进来的时候有点喘不过气。她为自己的迟到表示抱歉，说她在离开公寓之前有很多事情需要处理，她本该留更多的时间的。接着，她开始沉默。我发现自己感到有点受挫，悲哀地认为，在接受了几年的分析后，她居然还用这么肤浅的理由来解释她的迟到。

请注意分析师的反应：费德曼似乎认为，对于迟到，她本该有更多的思考与感受，不过，她既没有觉察到它们，也无法与他一起思考它们。例如，病人本可以列举更多恰当的理由，而且她也可以多谈谈她对迟到的感觉。她本可以有很多反应的——因为错过了一些时间而感到失望，让分析师等待她的乐趣，保持距离的轻松——有很多的可能性。分析师被丢在黑暗中，感到一无所知，不过他也感到很受挫，因为他知道有些担心是他需要去了解的，只是他无法了解到。他的想法是，他承载了所有想要了解的欲望——病人似乎把对自己的兴趣投射给他了：

> 随着病人再次开口说话，我忽然想到我忘记了一些东西——今天她的父母难得访问这个国家，并打算住在我病人的公寓里。她口中的有很多事情需要处理，可能隐含着这件事。

事实上，分析师确实开始成为那个可以了解病人的人。病人当然记得是因为她父母的到来使她变得忙碌，不过她选择不提起这件事。某些认识的过程正在进行着，但是它们之间没有连接——没有"K"连接。这时候，她克服了自己的护栏，告诉他：

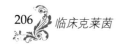

> 她的父母可能会了解到她的私生活——尤其是她的性生
> 活以及她的分析,这样的想法强烈地占据着她的脑海。

我想读者应该能够清晰地看到,病人把她父母的到来体验成一种入侵。不过,它同时具有某种特殊的性含义:

> ……她描述了自己详细的应对措施,她打算把任何有关她
> 性生活的证据都隐藏起来,例如,将吊袜腰带、睡衣(她曾收
> 到的礼物)等锁在橱柜里,或者是放到公寓的阁楼上。对于她
> 的分析,她同样也是遮遮掩掩的,当他们到来的时候,她无法
> 解释自己的缺席,所以她毫不犹豫地放弃了会谈的时间。

她掩藏了她的内衣,同时也掩藏了她的精神分析——很明显,她的性行为与她的精神分析之间有联系:两者都需要被掩藏。当然,有可能她对自己会对精神分析师产生性的感觉这点感到焦虑,需要掩藏起来。尽管这点可能是对的,会谈对好奇心的关注与对性的一样多:

> 这里有一个幻想,幻想中的两位父母亲以不同的方式对她
> 的性生活感到极度的好奇,这样的好奇甚至有点入侵性质。

因此,分析师记起的让病人忙碌的事情确实是这些,不过,似乎病人觉得这些是无法解决的。她无法在到达的时候说,她迟到是因为她正在焦虑地为喜欢窥探的父母收拾公寓。实际上,她正将自己心智中的事物打包、掩藏起来,正如她对待自己公寓的方式。好像分析师也有那种入侵性的窥探兴趣:

> 这些问题(与性有关)从未在家庭内公开谈论,她描述了

一种高度紧张的氛围，每个家庭成员对正在发生的事情持有怀疑与幻想……（在分析中）也很难找到谈论这些亲密关系问题的方式。

她所描绘的自己家庭中兴趣受挫的氛围，正在她与"好窥探"的精神分析师之间重演：

相反，出现在病人及我的心智中的这些早期轮廓的衍生物，产生了一些需要被忍受的压力情境，不过，这些可以通过任何直接或敞开的方式来得到解决。

我想费德曼想说的是，对于这种受到惊吓的病人，应对询问的方式就等同于应对身体入侵的方式——通过设置护栏。现在可以看到病人与她父母之间痛苦的互换：

一阵沉默之后，病人说她在前一晚曾打电话给她的父母，询问一切是否稳妥以及他们到来后的安排。当她与父亲说话时，她的父亲正在考虑他们到这边以后睡觉的安排——尤其是他有可能会和她的母亲同睡一张双人床。病人想要消除他的疑虑……说，他不需要担心，他会有一张单人床，她会去睡双人床的。父亲说，"什么！你有一张双人床？是做什么用的？我都不知道你有双人床！"

我们能发现什么？首先，这位父亲也和病人一样，对配对（pairing up）感到担心——害怕父母亲睡在一起。不过，这里也出现了另一种连接，电话联系。当接连发生时，病人就得面临突如其来的入侵性询问——这里的形式是父亲爆发的好奇心。她消除了父亲的疑虑，当然还

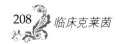
有她自己的，所有人都可以单独睡——每个人单独待着的护栏：

> 她觉得，母亲可能正在旁边踢父亲，所以他也没再说什么了。

因此，一股反作用力正在通过这种入侵性的电话交流，恢复了保护性的平静。

> 她接着沉默了很长时间。我认为，她显然期望我能吸收她带来的材料，她自己并不打算对此再多说一点。

分析师再一次感觉到被自己的好奇心与探索欲望推动着，他将要脱离病人的协助独自探索，她因为太害怕了而无法参与这个探索的过程：

> 我说，我觉得她呈现出的这种焦虑，类似于她父亲在靠近某些事物时会感受到的焦虑。她的表现似乎说明了，睡单人床对她来说也是很重要的。很明显，她没有真的参与到我的工作中，对她谈到的事物也没有真的上心。我们知道，还有很多发生的事情，不得不被隐瞒……

我们怎么看待现在所做的这个连接（害怕与配偶通过性的方式结合在一起，与害怕精神分析性的结合之间的连接）呢？似乎这里有一个有趣的平行关系，不过病人会怎么看待呢？

> 她接着沉默了很长一段时间。

这不是一个有希望的现象，分析师被置于一种不知所措的窘境当中。他被迫努力去制造"K"连接，而她却接着保持沉默。他的理解可能是对的，她已经退回到她的"单人床"，因为他试图与她做连接：

> 我对这样的过程已经很熟悉了，病人报告了一些材料之后
> 接着就退回到单人床上，好像要留下我一个人来处理这些材
> 料。对她而言，这些材料通常具有令人兴奋的潜力，同时也令
> 人不安。为病人会谈中的所有思考与言语负责，似乎没有什么
> 作用，不过我还是觉得必须做点什么……我仔细思考了我的诠
> 释，似乎是一个合理的途径。

分析师的工作搭档不见了——他们之间没有建立起"K"连接。并
非病人处于一种对分析师有负面情绪的状态（负性移情），而是真的没
有连接。尽管当好奇心恢复时她渴望与他建立连接，他认为他被迫要
去为她的好奇心负责——去接受它作为他的一部分。她投射的渴望与
他自己的吻合。并非她缺乏精神分析性的好奇，它的确是存在的，只是
被放置到他身上，锁在橱柜（分析师的心智）中。于是，分析师需要忍
受病人的困境：恢复"K"连接的尝试就会让他变成拥有粗暴好奇心的
入侵者，而保持沉默就会重复"锁定"的、受挫的、无法表达好奇心的
家庭氛围。

最终，他表达了自己的感觉，他被放置在一个"入侵性的父亲"的
位置上，对她性生活的兴趣太过浓厚。分析师对她的心智活动呈现出太
多的好奇。尽管出现了另一段沉默，这个诠释最终使病人做出了回应：

> 在进一步的长时间沉默之后，她带着焦虑的声音说，她忽
> 然想起来没有将她的避孕药收好。不过没有关系，除非有人打
> 开抽屉看一看……短暂的沉默之后，她变得有点恐慌。接着，
> 会谈结束了，她离开的时候有些混乱，看上去很焦虑。

这个焦虑的回应，似乎暗示了她感觉有人已经发现了她使事物变得贫瘠（不育）的方式。这样的解读也表明，诠释是正确的，一个真实的"K"连接已经被建立，不过，这么做会重新激活可怕且混乱的入侵，将她留在恐慌当中。当她提到"抽屉"时，病人经验到严重的羞耻感，就像西格尔那位拉小提琴的病人，好像她正在精神分析师面前展示自己的内衣一样。在她看来，费德曼入侵的不仅仅是她，还有她"抽屉"里的秘密——她避免富有意义的连接的方式。对双方而言，这都是一个痛苦的过程。

这个病人将分析师的心智用作投射愿望的空间，把她想要与另一个人建立连接的愿望都投射出去。我们再一次看到对分析师进行投射这个过程背后的潜在剧烈幻想。我曾经用这样的材料，去展示无法区分身体与心智（象征）层面的联系，与剧烈的投射性认同之间的关联。被结合的夫妻排除在外而引发的剧烈反应，是一种俄狄浦斯的焦虑，会破坏在自己内部或与另一个心智建立"K"连接的能力，而这样的能力是学习的基础。

本章及前一章当中的案例，说明了对具有思维障碍的精神分裂症病人所做的探讨，如何让克莱茵学派的精神分析师开始留意那些情况相对不那么严重的病人。"K"连接的概念，以及它出现障碍的情况，都是极其富有成效的观点。这样的概念，直接触及精神分析过程中的认识与学习，以及这个过程如何受到移情的干扰——或者，换句话说，理解关系中的认识过程（"K"连接）以及这个过程受到妨碍的情况，会让我们看到更细致的移情关系。在下一章，我们将要介绍更多与此相关的情况，更明确地聚焦在处理某些病人的技术问题上，这样的病人特别容易回避跟分析师发生连接——某些"难以靠近"的病人。

第十三章

※

被　扰　动

　　西格尔与费德曼的案例的相似之处在于病人表现出对认识的抗拒，这会使这些病人变得"难以靠近"。最近有相当多的研究涉及如何与这类病人工作。研究的结果将大家的注意力转向病人与精神分析师直接接触的性质。在上述的两位病人身上，这样的接触在某种程度上是受到干扰的。即刻的情感接触出现在精神分析师的经验中（反移情），随后将对此进行详细的说明。这类特殊的病人，会通过微妙的方式避开情感接触，以免被触及。他们不顾一切地想要制造一种停滞状态，一种情感上的平静，这样的状态不会因为与他人发生情感接触而受到扰动。

　　因此，一种特别关注精神分析性治疗的整体设置的取向被发展出来。克莱茵认为，"在移情中，一个整体情境（total situation）从过去被转移至当下，与情绪、防御、客体关系一样"（Klein，1952，p.55）。在*打自己屁股的男人*这个案例中，我们已经看到，呈现在表面的是一个受虐性的倒错行为（masochistic perversion）。不过，一旦我们从更广泛的视角来看移情情境，就会看到极度复杂的身份卷入。对于这一原则的当代解读，对新的实践方法的发展产生了影响，尤其是贝蒂·约瑟夫（Betty Joseph）遵循克莱茵的建议而撰写的论文"移情——整体情境（Transference: the total situation）"（Joseph，1985）。当下通过移情转移到精神分析师身上的，不完全是病人婴儿期的"母亲"，而是婴儿跟母亲**建立连接**的方式。例如，在*敏感的男士*这个案例中，病人不是简单地

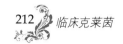

跟被当作母亲的精神分析师建立连接，而是为了建立特定的防御，利用分析师重复"好"母亲客体与"坏"母亲客体之间的分裂。

约瑟夫描述了许多很难靠近的病人，通过极为怪异的方式建立连接。他们努力维持用于自我保护的情感距离，避免与精神分析师接触。这常常会让分析师陷入一种**假性分析**（pseudo-analysis）中。于是，精神分析性治疗看起来好像在进行当中，分析师好像也在不停地为病人提供理解。不过，在表面合作的背后，病人实际上保持着一种远离分析师的状态，一种对抗任何因为理解而在情绪上受到扰动的防御状态。这种微妙的情境看起来像是"K"连接，但它实际上是"K"连接的对立面，会阻止这样的连接。通常，病人的交流旨在将好奇心投射给精神分析师，于是分析师便成了那个具有调查冲动的人，就像前两章的案例一样。病人似乎保持着一种被动、不受扰动的状态。因此，真正的学习并未发生。

案例：扭曲的胡萝卜

约瑟夫的这个病人，有点僵化、克制并且焦虑，大约20出头，已婚并育有一个小婴儿。他读过一些分析文献。

> 当他的分析进行了三年半后……他在一次会谈开始时说，他想要谈一谈有关自己清理橱柜的问题。他在这个问题上花费了很多时间。他描述自己如何将东西清出来，如何不想停下来。这里好像提出了一个问题，他需要获得帮助。

读者可能会觉得这很寻常，不过对精神分析师而言，她显然感到有点不对劲，而且她等待着去试图理解原因。

他补充说，他晚上不想去朋友那里，因为他想要继续清理。

他停了下来，好像期待从我这里获得些什么。我强烈地感觉到，我被期待就他清理自己的心智或一些别的小东西的行为说点什么，于是我选择等待。

我们要怎么理解他后来的补充呢？似乎他在回避某些会面，宁愿待在自我中心的状态中（待在他的橱柜中）。因此，当他似乎在期待分析师说点什么的时候，确实显得有点可疑。在反移情中，分析师有一个确切的反应，一种不舒服的感觉：她发现自己陷在非常肤浅的事情里面。她继续等待着，直到她可以解开这个谜团——在进一步的联想的帮助下，她开始做诠释：

> 他补充说，无论如何，他都真的不想晚上跟那些人待在一起，因为上次去的时候，朋友的丈夫表现得很无礼。当我的病人和他妻子在场的时候，他却转过去看电视，随后就孩子上学的困难发表了一些独裁的评论。我对他说，我感觉他在等我就他清空自己的心智以及内在世界的行为做一些虚假的克莱茵学派的诠释，当我选择不这么做时，我变成了那位独自看电视的无礼的丈夫，而我对于他的困难是什么的看法也有些独裁，也就是说，我并没有提到他想象中我会说的话。

我们可以注意一下，诠释如何将反移情的感觉（病人想要一个明确不具威胁性的诠释）与内容（朋友／分析师的无礼行为和对他的忽视）结合在一起。当分析师拒绝进入被期待的角色，做被期待的诠释时，他觉得她就像那位独自看电视的朋友一样无礼。他觉得她避开了自己的目的——通过营造一种可被预测的分析情境，帮他待在一个安全、不受扰动的状态中。这样的诠释可能有一点猛烈，具有批判的锐利。它无

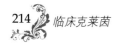

疑会挑战他想要维持乏味的可预测的任何愿望。

　　起初，他感到愤怒且沮丧，不过在会谈接近尾声时，他获
得了一些关于自己敏感易怒的领悟。

在他的回应中，我们能看到什么？毫无疑问它呈现了强烈的情感——他感到愤怒且沮丧，因此，与病人之间的连接已经被激起，尽管它似乎不是病人想要的那种连接。然而，除了接触程度的明显分歧，病人的确也获得了进一步的理解——分析师报告说，这是有关他竞争性的控制（competitive controlling）的一些领悟。接下来的一次会谈揭露了这则材料中比较有趣的方面：

　　在随后的一天，他说自己感觉好多了……

他感觉更好了可能与他在前一次会谈中获得的理解有关，但也有可能是因为他撤退到类似的虚假情境中。一个梦为分析师面临的这个问题提供了解释：

　　……他做了一个梦，梦见他和妻子在一栋度假别墅内。他
们正打算离开，正在打包行李并放到车上。不过，因为某些原
因，他将车停在小路远处的另一头，好像他太守礼而无法把车
开到门前，或者是因为这条小路太泥泞、太狭窄。

我们怎么理解将车子停在小路遥远的另一头？好像病人想表达的是，一天前分析师做的诠释处在正确的路线上，他渴望能够回避接触：

　　接着，他出现在一个市场里，想要买食物回家，这就有点

奇怪了：如果他打算回家，为什么他要购买食物呢？

这个梦提示我们注意一些奇怪的东西——的确，这个梦的情形正如一天前分析师的反移情一样：为他自己购买食物，与一天前他想要沉浸在自己的世界里（他的橱柜）、构思他自己的诠释的愿望有关。实际上，他拒绝依赖来自家中的食物，包括来自精神分析这个"家"的食物：

> 他正在挑选胡萝卜——他可以选来自荷兰的，不过有点扭曲；他也可以选来自法国的，会更好些，比较嫩，也比较直，不过可能也会贵一点。他选择了扭曲的荷兰胡萝卜，他的妻子则质问他为什么这么做。
> 他联想到假期的计划……比起荷兰，他更倾向于去法国。

奇怪的情境再次出现了：他偏好法国，却倔强地选择了荷兰胡萝卜！

> 胡萝卜令他想起了一则广告，在战争期间，胡萝卜作为又好又便宜的食物，可以帮助对抗夜盲症。
> 我简洁地诠释说……前一天他试图迫使我以某种特定的方式做诠释，同时他也获得了对此的理解，然后他试图将我的诠释打包放在他里面，不是用于他自己，而是另作他用，例如，在演讲的时候用（当晚他确实要做一场演讲）。于是，这就变成了他自己买回家的食物，而不是他从家里（分析中）获得的食物。他选择胡萝卜是因为胡萝卜可以帮助他的夜盲症，能够为他带来领悟，不过他真正选择的是弯曲的胡萝卜。

这是一个完整的诠释，陈述了病人处理认识与被认识的过程——对于前一天分析工作的回应。事实上，这是一个复杂的故事。根据梦的内容，昨天的分析工作（类比于他选择的食物）可以有两种作用：一种是提供滋养的，另一种是扭曲的。他选择了扭曲的方式，不过显得有点古怪。事实上，他也意识到这点，想要知道原因，尽管这样的好奇心投射给了他的妻子。分析师对于他渴望恰当的诠释的挑战性诠释，他的回应是以梦的形式呈现在随后一天的会谈中。

这里我们有几个主要的元素：对拥有一个能够提供滋养的分析有一些兴趣，这样的分析能够帮助他盲目的状态（增加他的领悟）；此兴趣遇到了他身上古怪、扭曲的部分，这部分的他会利用分析，从分析中撤离，回避接触（小路的另一头），进入一种自我中心、自给自足的状态。通过这样的方式，他无法获得恰当的滋养，将分析扭曲成"虚假的分析"，回避真正的学习和知识。约瑟夫指出了病人的这种重要的方式，即将精神分析师纳入假性诠释当中，这样的诠释有着决然不同的目的——与分析保持距离，避免扰人的情感接触。以分析师了解材料的渴望为基础，病人与分析师建立了一种连接。这样的连接会产生一系列的后果：它消融了病人与分析师之间的边界，妨碍了思考，弄乱了双方的身份，废除了与另一个独立的人接触的感觉，不过，对病人而言最重要的是，面对分析师这个竞争性的对手，他获得了胜利的感觉，而不是从她那里学习（这是一种"负 K"连接）。分析师尽可能地尝试抵制这种让人虚弱乏味的假性分析的邀约，同时努力了解正在发生的事。因此，分析师展现出对认识和学习的兴趣，不过，正是这样的兴趣，成了病人防御性投射以及制造防御性连接（相互匹配）的工具。

于是，移情可以看作病人对分析师的使用。分析师为病人执行着某种功能——她自己有好奇心，此好奇心被用来容纳病人投射的好奇心，并使其无效。他转移的不仅仅是一个涵容的母亲人物，而是由分析师（或材料中的妻子）执行的某种特定的涵容功能——好奇心的"匹配（a 'mating' of curiosities）"，致使好奇心失去了作用。约瑟夫（1985）将移情看作"整体情境"的观点，不仅仅局限在与病人谈话的（孤立的）分析师身上。他们之间合作的功能，精神分析工作的平台，是病人冲突（有时候会与分析师的冲突联合）的支点。他们之间的联盟是最生动的移情与冲突的舞台：

> 斯特雷奇（Strachey，1934）……指出，被转移的主要不是来自孩子过去的外在客体，而是内在客体……（移情）必须包括病人带到关系中的一切，在他述说之外，他如何使用分析师。我们对于移情的理解，大多来自在我们的理解中，病人如何因为各种原因激起我们的感受，他们如何将我们请入他们的防御系统，他们如何无意识地在移情关系中见诸行动，并试图让我们和他们一起见诸行动，以及他们如何表达从婴儿期开始建立起的内在世界的一些方面。（Joseph，1985，pp.156—157）。

在日常社会接触中，人们普遍"带着目的"说话，这在精神分析咨询室中也是一样的。病人对分析师做了什么，他的话会产生什么效果，都跟病人一生中与他的客体的关系有关。从这个意义上说，"总是有一些正在发生的事情"。因此，我们会更关心病人使用客体来平息焦虑与冲突的方式。这样的方式会从过去转移到当下。病人对分析师的使用方式，会重复他在婴幼儿期对客体的使用方式。

现在，我想要往前走，来看一看为了避免接触，而在精神分析的过程中建立起无情的僵局的过程。我们可以问一问：看似什么都没有发生的时候，发生了什么？病人让活跃的接触变得平静——或许伴有分析师的共谋——可被理解为一种保护性的努力，病人试图在泛滥的焦虑中幸存下来。在下一章，我们将要探索稍有不同的人格结构，这样的结构不仅仅是为了让自己免于承受活着的痛苦，而且也可能是为了减少活跃的接触本身。现在，克莱茵学派的精神分析师将这种通过使自己失

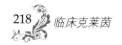

去活力而获得满足感的方式，看作死本能获得满足的一种微妙形式（见第九章）。它成了一种旧有的死亡状态的重复，正如弗洛伊德（1920）所揭露的。克莱茵学者的很多临床成就，都指向一种细致的区分：病人减少痛苦的防御性努力；以及病人努力"享受"死亡。我们将会看见克莱茵学派的精神分析师如何具有深度地理解这些奇怪的人格结构，这样的人格结构能够反常并倔强地享受死亡本身。

第十四章

✳

僵局与人格组织

在第十三章，我们遇见了一位既好胜心切又喜欢控制的病人，他能够接受（打包）精神分析师的诠释，不过他的意图在于将诠释扭曲（扭曲的胡萝卜）。他发现了分析师人格中某些真实的特征——她渴望通过精神分析的过程来了解他——并由此来控制她。他拥有与客体做连接的天赋，对客体的心智过程极为敏感。靠着自己的天赋，他为自己提供符合自己逻辑的帮助——防止发展出好的、有深度的个人接触。通过这种方式，他的生命变得麻木，分析师也参与到让分析变得麻木的过程中。临床报告中不太清晰的是，贝蒂·约瑟夫的病人是否仅仅是为了对抗难以忍受的经验，还是在某种程度上他也享受战胜分析师的过程。

通过摧毁他人的工作和创造性的成果来获得满足，可能是我们每个人都会偶尔出现的现象。弗洛伊德（1920）曾提到，一些病人会对精神分析的治疗性成果产生消极的反应。对于早期的幻想与创伤，他们非但没有获得理解与一些分辨力，而且还继续重复着它们。他们的状况没有改善。他将一部分"负性治疗反应"的现象归因于死本能。实际上，它们在某种程度上是他提出死本能假设的证据。我们曾经看到嫉妒中蕴含的毁坏冲动（第九章），在精神病病人身上，我们也曾看到死本能以朝向自身的破坏性的形式运作（第七章、第八章）。

大部分人能够成功地对抗这种击败自己的冲动，不过有些病人是无法合理应对这部分的。敌对的状态成了他们人格的中心。他们的世

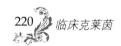

界不像精神病患者那样被完全摧毁，他们跟别人做连接的方式也较为现实。在*扭曲的胡萝卜*这个案例中，病人是非精神病性的。与精神病患者不同的是，他能够充分觉察到分析师作为一个人的特点。他并没有像精神病患者一样，通过摧毁自己的心智来避免痛苦的情感生活，而是通过寻找客体心智的某些方面来减少情感接触。

当代克莱茵学者的兴趣，已经从分析精神病患者转向研究这些不可及的人格。研究发现，他们通过使用客体来建立防御系统，以便抑制生活——尤其是情感生活。这样的人格结构现在被称为"病理性组织（pathological organization）"（例如 Steiner，1987，1993）。这样的兴趣促进了对更微妙的破坏形式的理解。这些形式虽然微妙，破坏性却一点都没有降低，大大地阻碍了丰富的人际关系，精神分析本身也弥漫着情感匮乏的感觉。

这些人格有着各种各样的特征，这是我们在本章中要介绍的：(a) 分析卡在一种无法前进的状态，一个僵局，因为分析师被卷入病人建构的系统中，一起回避生活的痛苦；(b) 人格围绕着破坏性的冲动（死本能）被防御性地构建起来；(c) 证据表明，内在被反生命（anti-life）的态度统治着——例如，"内在黑手党"；(d) 这样的态度由某种内在的"宣言"支撑着，即死亡优于生命，于是，事实与真诚，与活力一样，被击垮了。

僵　　局

人格当中攻击性的部分占主导，是很重要的特质——它使病人处于受困的状态，此外，较为特别的是，它也会限制分析师的作用。精神分析在形式上继续进行着，不过，它的作用是对抗真实的领悟，而不是帮助病人获得自我理解。分析进入了僵局。进入分析，接着让分析维持持续缺乏领悟的状态，这是一种矛盾的行为，一种倒错（perversity）。不过，当我们认识到，病人持续地需要一个客体来满足他自己的目的（一种与分析师极为不同的目的)时，这样的倒错就更能让人理解了。病人渴望抑制情感生活，分析师也知道这点。当精神分析师持续地被用来维持病人内在的现状时，他很难以一种有意义的（非倒错的）方式进入病人的世界。在下述案例中，贝蒂·约瑟夫的病人对卡住的状态已经有些绝望了。他觉得陷在某种东西里面，即他那可怕的心智状态，他也许永远无法摆脱它。

案例：关在洞穴中的病人

病人因为睡过头而没有出席他上一次的会谈（星期二），他为此感到困惑，因为他已经意识到自己对精神分析的欣赏。于是：

> 当他描述星期一晚上的疼痛与苦恼时（他女朋友没有回他电话），他说他想起了在星期一会谈开始时他所表达的感受，也许是他陷入这种糟糕的状态太深，以致他从未靠我的帮助或者靠他自己摆脱这样的感受。同时，在会谈的过程中，以及会谈刚结束时，似乎出现了领悟和有希望的感觉。

分析师为我们展示了这个案例，是因为病人表达了一些奇怪的东西，好像他被困住了，就像是他对自己的疼痛与苦恼上瘾一样。

> 接着，他报告了一个梦：他在一个很长的洞穴里面，一个大洞穴。

内在情景：

> 洞内有点黑，烟雾缭绕的，好像他和其他人一起被强盗俘

房了。有一种混乱的感觉，好像他们一直在饮酒。他们这些被俘虏的人，沿着一堵墙被捆起来，他紧挨着一个年轻人。这个年轻人在他看来很文雅，二十五六岁，留着小胡子。这位男士忽然转向他，抓住他和他的生殖器，好像是一名同性恋。他想要拿刀捅我的病人，我的病人完全吓坏了。他知道如果自己要对抗这个男人，他就会捅他，会带来剧烈的疼痛。

报告完这个梦，他接着描述了前两天发生的事。他先特别提到了 K（那个没有回他电话的女朋友）。接着，他说起了自己参加的一个会议，当时一位生意上的熟人说，一位同事告诉他，这位同事很害怕我的病人 A，要给他打电话时，他会颤抖。我的病人感到有点吃惊，把这部分与星期一时我用一种冷酷的方式发表意见联系起来。而我的这种方式其实是他曾经回应我的方式。这个联想与梦中看似文雅、举止却很暴力的男士有关。他觉得这位男士在某种程度上肯定与他自己有关，不过胡子是什么意思呢？接着，他忽然想到了劳伦斯（D.H. Lawrence）——他正在阅读劳伦斯的传记，并且被他的青少年期深深地吸引着，觉得很认同他。劳伦斯有点同性恋倾向，明显是个奇怪又暴力的男人。

在继续往下看分析师的诠释之前，让我们先来看看梦的内容和联想。一系列元素出现了：内部的情境（洞穴）；被强盗困在一个暴力的地方；对同性恋的侵犯着迷；他靠近这个粗暴、反常、试图阉割的男人；与女友失去联系的痛苦。

我跟他一起分析出，这个很长、黑暗的洞穴似乎代表着那个让他觉得陷得太深而无法靠我或靠他自己摆脱的地方；好像就是他的心智，或许也是他身体的一部分。不过，陷得太深似乎可以联系到他完全被强盗俘虏。强盗显然与他自己有关，而那位年轻的男士则让他联想到劳伦斯，被经验为他自己的一部分的劳伦斯。

他似乎是被自己诱惑了，同时也被自己摧毁——他被抓住是因为自我毁灭的状态如此诱人。

我们可以看到，屈服于强盗是极为恐怖的，这完全是个噩梦，不过伴有性兴奋。这位男士抓住了他的生殖器。

被粗暴的强盗关在洞穴中，看上去好像是他被自己粗暴的部分囚禁了。不过，囚禁与性兴奋有关——他着迷了——尽管事实上这种兴奋是可怕的：

因此，我认为，这个梦是一个回应，不仅仅针对星期一晚上外出的女朋友 K，这让躺在床上的 A 感到越来越不安（这是他能意识到的），也针对以下事实：他觉得不能允许自己脱离苦恼与自我毁灭的状态，这样的状态让他感觉更好。

我选择这个病人来举例说明这类病人的卡住状态。他的分析有了充分地进展，让他能够意识到这个僵局。他被自己身上一个粗暴的、自我毁灭的（阉割性的）部分俘获了。不过，这既能激起他的性兴奋，又是一种对自我导向的攻击感到满足的状态。陷在苦恼且令人兴奋的恐惧中，这样的状态会带来很多的满足。我们必须注意到，他试图获得分析师对他的同情心，同情女朋友给他带来的不悦：他这样做是为了诱导分析师去同情他的痛苦，因此从先前较好的接触中溜走。

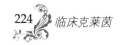

死亡优于生命

于是，精神分析师要面对的问题，是一个极度困难的任务，即将病人的痛苦（这样的痛苦需要获得理解）从对痛苦的施受使用（sadomasochistic use）中解脱出来（这就要求精神分析师在受困于痛苦或是死气沉沉的情绪状态时依然能保持内心的满足）。下面的案例描述了一个病人的梦，说明了死亡优于生命之处，病人被说服死亡是最好的良药。

案例：倒错的内在关系

约翰·斯坦纳（John Steiner）的一位病人，他的活动与职业均受到限制；病人的一个特殊的梦，显示出一种倒错且死气沉沉的残酷行为似乎支配着他更敏感的感觉。这位病人梦见他：

> ……是一名在尼泊尔观光的游客，看见一位哭肿了双眼的男孩。一名尼泊尔的医生被叫了过来，不过治疗包括赶走男孩身上的痛苦。医生问男孩他是否想死，男孩说，是的。

在梦中，死亡代表了救助。死亡是应对生活痛苦的万灵药——就像杰克·伦敦的小说中，马丁·伊登最后绝望的沉思（见第九章）。

> 医生试图通过敲击头部来杀死他，然而，这样的做法失败了，他开始用非常疼痛的方式锯开脖子。病人想知道，为什么作为游客的他正在观看这整个过程，他感到无力干涉，不过当他试图走开时，他却忍不住想要观看。

　　分析师报告这个梦是要向我们展示，病人如何被说服接受死亡的益处。我们也必须注意到，病人将自己从残酷行为中抽离的意图（他试图走开）失败了。病人的注意力集中在一些导致死亡的活动上。他不愿承认自己已经沉迷于那个戏剧性的场面，那个场面说明死亡是最好的治疗。这个梦表达的是孩子呈现的那些情感——眼泪，伤心，或许还有依赖感——最好完全不要被体验到，被麻木地对待；这或许会让我们回忆起在邪恶的小孩这个案例中，小孩也被杀死了。使病人沉迷的场景，很可能来源于他自己的一部分，这部分的他在寻找尼泊尔式的精神分析——即破坏他的好奇心以及他的思考（敲击他的头部）。

　　这个梦让他想起了一部电影，讲述的是美国人与中国人的战争。一名中国男孩在帮助一个美国人，不过被发现了，他在美国船上被绑了起来，饱受虐待。他们正在用刀子缓慢地切开他的身体，他大声地尖叫着，请求被杀死，最终他的美国朋友从船上开枪打死了他。

　　这个可怕的残酷行为重复了梦境的内容：一个孩子（又一次呈现出爱的感觉，或许还有分离）因为拥有感觉（友谊）而饱受折磨，通过死亡获得解脱（朋友也赞同将死亡作为解决之道）。

　　……他展示了自己如何感到受困于自己残酷的破坏性部分。如果他承认，他觉得自己是那个生病的哭泣男孩，他就会担心我勾结他残酷的部分，让他接受尼泊尔式的治疗。但是如果他试图对我友好，（他那倒错的部分）就会用可怕的残酷行为来威胁他。

　　这里再一次出现了令人绝望的困境，他无法找到方法，合理地应对

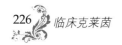

他内在那个哭泣的友善孩子，也无法表达这部分。唯一的出路就是死亡。死亡被认为是摆脱生命痛苦的最可靠的方式。不过在这个情境中，死亡本身变得非常迷人，是一种令人愉悦的残酷行为。

内在的黑手党

罗森菲尔德（1971）用"负性自恋（negative narcissism）"这个术语来指代这种奇怪的情形，人格当中破坏性的方面获得了较高的支持，占据着最高的地位。这是一种自恋，因为负性的感觉转向自体。这与通常所谓的自恋有所不同，后者是将力比多转向自体，会导致对当事人的良好品质的信仰，正如我们在第一章所见到的。在众多这样的人格当中，当事人的攻击性、支配他人以及残忍的（反生命的）特质被赋予了最高的评价。破坏性被理想化；这样的心智状态似乎就像是流氓团伙。他们拥护麻木不仁与野蛮粗暴，作为他们最高的团体理想，参与粗暴、狠毒的搏斗，并感到自豪——的确，这通常会获得强烈的兴奋感（明显性化的）。他们的亲密与同情的能力完全被淹没了，保留在一种完全隐藏的状态中。这样的人不仅加入与他人真实的野蛮搏斗，他们的内部也在与自己搏斗，即他们的破坏性接管并支配着他们更人性化的能力、爱与诚实的态度。

罗森菲尔德这样描述这些人格，好像斗争已经不见了，当事人最终屈服于破坏性力量的要求。这种内在冲突与内在战胜可以显现为梦中的场景：

> ……在梦中，遭到黑帮团伙或不良青少年的攻击，负性治疗反应开始出现了。在我的经验中，这种自恋组织主要不是为了对抗内疚感与焦虑，而似乎是为了维持对破坏性自恋的理想化和特权。（Rosenfeld，1971，p.249）

这种人格展示的是，理想化破坏性的那一部分人格统治了内在世界。在随后的案例中，病人部分的人格明显认同了躯体的一部分——病人的手。

案例：3 米高的男人

罗森菲尔德的这个病人是一位商人，偶尔需要短暂地离开伦敦，因此，星期一的精神分析会谈他经常会晚到。在他出差的过程中，他会和自己遇到的女士共度周末，而他在精神分析中会谈到他与她们之间的问题。罗森菲尔德认为，这显然是一种行动化（acting-out）——也就是说，诱惑那些女士是他用来释放情绪的行为。这样的行为取代了焦虑或紧张的状态，让他不用意识到远离分析师、错失一些会谈的潜在痛苦。他脆弱的一面，对于分离或丧失的焦虑，被排除在他的意识之外，通过行动（他那些短暂的艳遇）来驱散，而不是保持一种觉察：

> ……不过，在他过完周末之后，会习惯性地报告梦中的谋杀行为，只有这时候，才可以明显地看到隐藏在行动化的表现背后的，是粗暴的破坏性攻击，指向分析师以及分析。

因此，精神分析师告诉我们，病人的行为不仅仅是通过找人代替来填满间隔与缺失——诱惑女士来填满精神分析。这是一个更令人担忧的问题，涉及在无意识幻想中对他的分析发动破坏性的攻击。他与破坏性的纠葛，似乎跟他与女人的风流韵事一样多：

> 起初，病人很难接受周末的行动化是要毁掉分析、限制分析的进展这种诠释，不过，他逐渐改变了自己的行为，分析变得更有效了，他报告了自己在人际关系及商业活动上的一些显

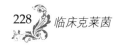

著改善。与此同时，他开始抱怨自己的睡眠总是受到干扰，他
会在半夜里惊醒，这样的惊吓让他几个小时都无法入眠。

这会让我们回想起先前章节中患有夜惊（night terrors）的儿童病
人——例如，厄纳（见*厄纳的俄狄浦斯情结*）详细地描述了她为了战胜
夜惊、帮助自己入睡的夜晚仪式。有趣的是，跟这个病人破坏性有关
的问题，是通过他自己的一部分来表达的：

> 当焦虑来袭的时候，他感觉双手不再属于自己；它们似乎
> 具有强烈的破坏性，好像它们想要通过撕毁的方式来摧毁一些
> 东西。它们太强有力了，是他无法控制的，以致他不得不屈服
> 于它们。

我们看到了病人人格中明显的冲突，一部分的他似乎通过难以控
制的破坏性接管了整个的他。接着，无意识的交流出现在梦中：

> 他接着梦到一位强有力、傲慢自大的男士，有3米高，坚
> 持要求他绝对地服从命令。他的联想让梦的意义变得清晰，这
> 位男士代表了他的一部分，与他手中破坏性的强大力量有关，
> 是他无法抗拒的。我诠释说，他把自己身上全能的破坏部分看
> 作超人，有3米高，太强有力以致他不敢违抗……他已经跟这
> 部分全能的自体脱离了关系，这就解释了夜间受惊时他觉得双
> 手已经不属于自己。我进一步诠释说，这部分被分裂的自体
> （婴儿般全能的部分），声称其不是婴儿，而是比任何成人都更
> 强大、更有力量，尤其是他的父母亲以及现在的精神分析师。
> 他成人的自体部分是如此彻底地被吸收，被他全能的声称削
> 弱，以致他感到在夜间无力与破坏性的冲动抗争。病人对这个

诠释的反应是有些惊讶，同时感到松了一口气，几天以后他报告说，他觉得晚上更能控制自己的双手了。

我们对症状的缓解很感兴趣。它似乎证实了关于这种内在状态的诠释。

与其他类似的病人一样，似乎有一种无法抗拒的冲动，让病人屈服于（绝对服从）破坏性的全能（3米高）自体部分。就这个案例而言，内在支配性的特质非常有形地表现为他对自己双手的认同。对双手的认同很像先前提到的那位打自己屁股的男人，病人通过攻击自己来惩罚他那具有支配性的父亲（父亲已经成为他的一部分）。（见*打自己屁股的男人*）。

就通常的自恋而言，是力比多（爱）转向自体（见第一章）。而这里提到的却是，破坏性（而不是爱）集中在自体内，出现一种全能的、浮夸的、支配性的态度，坚持认为主体应该理想化破坏性与谎言。就这种破坏性（负性）的自恋而言，对于生命与死亡的常规评价受到了挑战。正常的价值观是肯定生命的，挑战它们——正如负性自恋那样——是死本能的表现形式。于是，一个颠倒的系统出现了：感觉是"好"的东西被病人谴责是"坏"的；病人感觉是"坏"的东西却被宣称是"好"的。这里出现了深度的倒错；真实的性倒错可能与这些道德系统的倒错有关，后者的发生和维持离不开性兴奋。

宣　传

拥有"死亡优于生命"这个信念并不容易，坚持这种看法需要去施压。被强加的观念可能需要与他人（包括精神分析师）共谋来维持这种强迫。内在的控制需要通过人格的一部分对另一部分发出内在的诱惑来达成，而不是通过内在的胁迫。在我们随后的案例中，我们会看到，

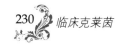

维持对心智破坏性部分的理想化，是一种永久的内部宣传斗争，旨在俘获整个人格。在这里，要防止的意外不仅仅是丰富的情绪生活，还包括真相本身。这些人格似乎对谎言或扭曲的事实（宣传）忠贞不贰。

案例：病人的狡猾部分

唐纳德·梅尔泽（Donald Meltzer）报告的这则临床材料片段，描述了一种明显围绕着"好的"与"坏的"部分构建的人格结构，而"坏的"部分有能力接管（诱惑）整个人格，尽管病人的其他部分能够意识到这不是他真实想要的：

> 这是一位聪明且富有涵养的男士，进入分析的时候年近40，虽然前来求助是因为一些躯体症状，不过很快就显露出大量的性格问题。在分析的早期，自恋结构清晰地呈现在下述梦境当中。梦中他独自一人沿着上坡走在荒凉的森林小路上，看见另一位与他年龄相仿的男士走在他前面，那是一位先前生意上的客户，有着非常偏执的性格。当小路出现分叉时，他没有走向原本打算要走的右侧小路，而是跟随那位男士，沿着下坡走向了沙滩……

下面是另一个关于病人的心智被接管的梦（正如本章中的其他案例那样）。在这个案例中，一位"同事"引诱病人屈服于一种偏执的状态。有一股很强的压力，成功地让他误入歧途：

> ……在沙滩上，他满是敬佩地听着另一位男士巨细靡遗地谈论他的收入与重要性：即使是假期，他也不得不与他的办公室保持持续的接触，因为少了他的建议，其他人可能什么都做

不了。

因为梦中的人物是一位同事，分析师开始把他看作病人自身人格的一部分。这是浮夸自满的部分，似乎正在伶牙利齿地说服他接受强加给他的要求。梅尔泽把它描述为宣传。病人的这部分人格常常像狐狸一样，狡猾且诱人；与之相关的是性倒错，以及来自死亡婴儿（病人的一则早期记忆）的担心与恐惧：

> 破坏性的部分使他无法赞美或尊重任何人，陷入对他人的诋毁以及无所不知的宣传。因为对女性生殖器的贬低，他陷入阳痿的状态，同时他受到同性恋欲望的威胁，将阴茎当作可口、可被吮吸的乳头。不过，上述的一切"狡猾"部分都可以为他提供保护，使他远离对死亡婴儿的恐惧——或者说是它声称可以做到这点。

梅尔泽总结说，这个病人被全能且狡猾的自体部分拉了下来。它威胁病人的条件是，保护他远离潜在的恐惧，这个恐惧与婴儿的死亡有关。可是，这种保护是特别奇怪的：要求当事人向宣传的诱惑性力量屈服。诱惑你相信自己想要相信的，而不是真相：

> 只有在移情中……他才能意识到，这部分狡猾的自体从未保护过他，实际上一直在保护他的是一个外在的好客体，最初是他的母亲，在移情关系中是分析师……当依赖外在好客体被认为是不可行的……就会与坏的自体部分建立成瘾的关系，出现屈服于专制的情况。破坏性部分展现的全能全知，会宣扬一种幻想的安全。

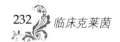

　　梅尔泽总结了一个要点，有关我们现在已经熟知的内在好客体的特质。当这样的资源（一个能够提供理解的内在好客体带来的内在支持）无法被获得时，人格将会无力应对破坏性的部分，这部分会诱导你对依赖产生倒错的认识。他支持的是幻想中破坏性态度的全知，这样的幻想代替了真实的觉察：作为婴儿，他能够生存是因为母亲的照料。对他敌对的态度（偏执）、他倒错的欲望（比起乳头，他更享受阴茎）以及他自我构建的真相（阴茎被认为其实就是乳头）的诱惑性宣传，赢得了他的拥护。懂得宣传的部分自体接管了更诚实、更谦虚、更现实的人格部分。宣传是一种颠倒统治的典型。欺骗被理想化，变成好的品质，死亡则是令人兴奋的，尽管有一个隐藏的（潜意识的）觉察是，这样的看法似乎与病人身上的某些东西不符——与存在的某些其他感觉不符。尽管这样的状况被称为性倒错，也的确常常与性兴奋有关，性倒错的根本却是真相的颠倒。

　　我在本章中选取的四个案例，展示了边缘型人格的几个方面：他们被卡住的状态、支持死亡优于生命的防御组织、受破坏性统治的内在世界、诱导性地将破坏性理想化的宣传。在某种程度上，这些人格像精神病患者一样，是他们自我导向的攻击性的受害者。不过，他们在关系中非常老练地将客体发展为他们的助手，一起发动毁灭他们生命的行为。

　　病人被驱动着放弃他们对情绪"真相"的追寻，最终想要颠覆（颠倒）精神分析的进程，取而代之的是一种浮夸的、自我毁灭性质的满足。现在，"倒错（perversion）"这个术语的使用频率有所增加，主要指对真相与知识的扭曲。从精神分析的角度来说，性倒错是主体对他的性客体的了解发生了扭曲，正如弗洛伊德所描述的那样（Freud，1927）。

爱与坦诚

贴近这类病人的经验会遇到的困难之一是：我们看似进入了一个道德的世界——实际上却是不道德的。对于精神分析师与读者来说，很难克制自己不对这种颠倒的道德准则做出判断。对"恶"的赞扬所引发的强烈兴奋，很容易招来一片嘘声；当我们发出了这样的嘘声，我们也可能变得狭隘。然而，也不应该要求分析师站在道德中立的位置，因为如果那么做，我们就会通过僵化我们的反应来扭曲自己，让自己远离病人的经验。重要的是，读者和精神分析师一样，应该觉察自己对不同宣称的反应，有一些宣称是"好的"就是"好的"，有些正相反，认为"坏的"是好的。确实，我们可能会想，没有人能够真的远离颠倒的道德世界。我们当中极少数人能够真的对这种道德失常免疫，正如我们现在所看到的。

"正常的"精神失常

有一种精神失常，是指卷入人格当中一些被扰乱、不真实的部分，这些人格部分的运作基于宣传，而非真诚。在这样的心智状态中，由于自我理想化的部分占主导，主体不再需要真相，也因此不再需要一个真正的精神分析。莫尼－凯尔（Money-Kyrle）指出，对于这类精神失常，有一种日常的文化反应——对它产生着迷性的恐惧（a fascinated fear of it）：

> 大多数人害怕与精神病接触……不过，一些原始的文化却认为他们是特别聪明或神圣的，甚至文明的国家有时也会选举他们作为领导。
>
> 这种矛盾的态度可被分析性地解释为：每个人身上都有精神失常的部分——尽管在程度上因人而异——而真的精神病患

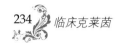

者很容易成为这部分的代表。此外，精神失常的部分常常被认为比正常的部分更有力量。（Money-Kyrle，1969，p.434）

他指出：人格中破坏性的部分占主导，这是我们大多数人身上都有可能会出现的，尽管大体上这部分都会受到牵制。然而，如果这部分被外化（投射）、进入社会——或者说，出现在政治领袖身上——它能够让我们弄明白一些历史事件：某些文化的发展可以使得足够多的普通人产生对破坏性的拥护，以致他们创造并被动地忍受不公平的社会政治体系。受压迫的社会，代表的是潜在的内在压迫与精神错乱——破坏性战胜了坦诚与生命。

内在压迫的观点带动了当代精神分析实践的发展。精神分析师关注细微、复杂的情绪接触，以及它们如何被反常的宣传所驱散、支配、制服。我们将在最后一个章节看到这些实践的发展。

第十五章

✳

改变与发展

我们已经见到过一些病人，他们回避诚实的接触，培育了一种信念：有一些事情比他们的情感生活更伟大——破坏他们的情感生活。并非所有的病人都会使他们的情感生活变得麻烦，仅仅为了破坏而破坏。不过，现在分析师们开始留心当下细微的情感质地，改良了与这些病人的实践技术，并应用于所有的病人。治疗的重点更多地放在诠释治疗过程，减少了对象征符号的解析。下述案例呈现了这种细微又剧烈的摆动——发生接触、随后脱离接触。

案例：投射嫉妒

贝蒂·约瑟夫的这个案例说明了情感接触过程中的细微变动，病人从短暂的痛苦感觉中逃离出来。这是一位满怀嫉妒的男士，通过将嫉妒投射给他周围的其他人，迅速地让他摆脱暂时的困扰：

举个简短的例子：在某个星期一，T 似乎真的开始意识到他如何巧妙地让我所说的内容失去意义，让真正的理解无法发生。在那一刻，他感到如释重负，随后意识到对我的一丝强烈憎恨。

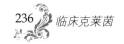

我们看到了这个精准的时刻，真实的情感接触——憎恨——出现了。不过：

> 一秒后，他平静地补充说，他在想，他感受到的憎恨我的方式，也一定是他的研究生学生对他的感觉，发生在早先他给他们讲解一些东西的时候。确实如此，T 真实地经验到恨我的感觉，因为我说了一些有用的东西，他通过谈论这些学生，让他自己远离浮现的嫉妒与敌意，于是我们两个之间的直接接触再一次丧失了。

分析师呈现了一个精确的时刻，在这之前，病人感受到强烈的憎恨，之后他便再次开始平静地说话。病人的转变较为平稳且迅速。他对自己的困扰，以一种特殊的方式进行了即刻的探究：将他对自己最新的领悟用于理解他人。某种形式的理解确实存在，理解他人对他来说可能是很有用的。不过，从他的行为举止来看（他的谈话方式再次变得平静），他运用新的知识，通过谈论他人来免除他自己的憎恨与嫉妒。这种变化——远离他简短的情绪困扰——是如此的微妙，以致它看起来就像一些其他的东西。事实上，它看起来像是领悟与理解。对这个病人而言，一种持续的情感层面的平静显得非常重要，他必须要恢复这种单调的状态。

从这个角度来看，精神分析性会谈是情绪变化的万花筒。这样的变化有三种形式：

波动（flux）：人际间的每个互动都会引起情绪反应，以及他们心智状态的一些活动。会出现持续的情绪流动，及不断变化的波动。在这个纷乱的过程中，焦虑开始出现，紧接着防御就出现了，整体氛围的变化朝向回到一些平衡点上。当事人总是努力重新调整他的心智平衡。

一种静态平衡（a static balance）：接着，第二种情况，正如我们在第十四章见到的，某些人会竭尽他们所能去终止这种流动的情绪反应（波动），发展出一种麻木的状态——一种停滞状态。这是一种僵化的平衡。如果在某一刻他们出现了情绪波动，波动很快就会被消除，通常是通过非常原始且粗暴的防御手段达到。这样的变化是完全失去接触的，正如上述病人那样（*投射嫉妒*）。

长期的心智改变（long-term psychic change）：第三种情况，出现长期的改变，这样的变化会修改心智结构。变化有多持久是一个程度问题。它并没有消除持续变动的情绪状态，而是为内在世界增加了一些新的结构。

随后，我们将会看到有关上述三种不同变化——波动、停滞、长期的心智改变——的案例。

波　　动

第一个案例，是贝蒂·约瑟夫的一位儿童病人。这个孩子的焦虑与防御是显而易见的，他的身上有着非常不稳定的感觉、回应与防御。

案例：拉扯头发的孩子

一个焦虑、要求苛刻的男孩，3.5岁（称他为C），在几次会谈的过程中表现出剧烈的情绪波动：

> ……他突然朝向我，开始搜我的头发，扯下了一小撮；他张开手，恐惧地看着手中的头发，抓住毯子，用毯子将我的头

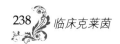

盖住，于是，我便待在了"帐篷"里。我试图帮他了解他的焦虑：如果他盯着我看，他将会看到什么，他对我的所作所为又让他有何感想。慢慢地，他靠了过来，偷偷地看着被毯子覆盖的我的头，接着将毯子拿走。当我试着更随意地跟他谈话时，他开始用枕头打我，并用枕头将我的脑袋盖住。

我们看到 C 正处于一种危急的情境中：他伤害了自己的分析师，接着不得不面对由此引发的感受。他的防御是为了确保他不用看见自己的所作所为。这个孩子正在挣扎着平衡他的激烈情感：他的懊悔与他的愤怒，选择看见或看不见，靠近或远离。他的身上出现了一阵矛盾的情绪流。

我再次谈到他的焦虑。他接着指着一些东西，很清晰地说，"你将要拽我的头发"，并进一步避开我。当会谈的最后几分钟到来时，他提早一两分钟逃离了游戏室。

尽管病人大体上处于一种未受涵容的状态，分析师继续尝试着用她的话语来涵容她认为正发生在他身上的事。最终，这个孩子说了一句话，"你将要拽我的头发"。不过在这之后，他仍然觉得需要逃到安全的地方去。

……几周后，C 带着愤怒及明显受到困扰的状态进入了会谈。他有好几次提到作为分析师的我，把我看作"淘气的男孩"或是"讨厌的人"。我认为，在这次会谈中，他是在用他自己的方式跟我展示他强烈的焦虑，担心自己是坏人，对他的父母来说是一个麻烦或一个讨厌的人，特别是当他妈妈生病的时候。随着会谈的深入，他开始平静下来，站在桌子旁边，用橡皮筋将东西捆在一起，突然，他安静地说，"我扯了你的头发，还记得吗？"对于他因为自己对我的所作所为而感到的担心与内疚，我简单地发表了评论。他补充说，"我亲吻了，记得吗？"当然从某个角度来说，这显然是一种否认，他并没有亲吻，而是逃走了。不过，我认为这里呈现出一些动力，需要被理解。C能够在会谈中回忆起一些事情，说明他的内心正受到内疚与焦虑的烦扰——不过现在还增加了喜爱。

精神分析师正在为我们展示的是，这个孩子如何继续重复他的经验，通过一些记忆片段使它变得鲜活，通过幻想的亲吻进行修复。这些经验没有被废弃，或消失。

在第二次会谈中，他的情绪有所缓解，因为他能够谈论他的经验，我也能够接纳他记忆中的"坏"行为，这在某种程度上促进了关于亲吻的想法。

材料的内容提到了最终的结果，一种想要通过情感的方式（亲吻）弥补的积极尝试。尽管我们（在几周后的一次会谈中）看到了迟到的回应，我们可以看出，C最终获得了解脱。儿童与分析师之间保持着深切的接触；分析师自己也深深地感受到这点，这个男孩幻想的亲吻让她很感动。分析师与C都能够觉察到强烈的情感。双方似乎都能接纳那些扰人的情绪流动。这个案例说明了，流动的变化会发生在几次会谈之间。尽管采用了否认机制，经验并没有减弱，而如果在病理性组织中，它可能会变得更弱，因为接触很快就会消失。在C的心智中保留着一些积极的时刻，使他能够继续处理这些经验。这些即时的情绪起伏属于人类关系的一部分，不同于卡住的状态。它们有着重要的治疗意义：

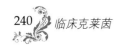
　　我认为，我们治疗的主要目标是与这些变化工作，减少它们的麻木性与无意识性，使它们及它们的元素更加意识化，让自我能够以更健康、灵活、现实的方式处理它们……如果我们相信，我们能够消除它们，那么我们是在促进分裂。(Joseph,1989, p.201)

　　在某种意义上，分析师镇定的、不批判的认识能力也是病人需要的。重要的是：我们跟这些变化做连接，而不是去批判它们。病人尽其所能地处理他的困难与焦虑。批判性的态度无法帮助病人理解自己的经验，也无法让分析师保持清醒的头脑，去容纳病人希望她能够理解的经验。

停　　滞

　　这位儿童病人 C 的情感接触与上一例规避性病人（*投射嫉妒*）的麻木特质有所不同，那位病人立马就会中断联系。在下述案例中，病人过去曾受困于类似的病理性组织，这部分呈现在案例材料中。事实上，他现在更容易脱离那种受困的状态，而出现流动的状态。因此，这个案例展示了：单调地回到他病理性的组织中，与他出现的流动的情感生活之间的细微对比。

案例：往复的 (to-and-fro) 接触

　　贝蒂·约瑟夫治疗的这位男士，因为精神分析的结束而感到焦虑：

　　星期五的一次会谈，我的病人 N 到达的时候说，他感觉很糟糕、很焦虑，好像发生了太多的事情。当下他跟妻子正在卖他们的房子，他的工作也出现了重要的变动。

N有些不安，他能够感受到自己的某些困扰——也许太困难了，他让精神分析师去承接这部分。不过，工作与家庭要面临的变化，与他在精神分析中即刻的体验之间，有着一定的距离：

> 我澄清说，似乎焦虑更多地围绕着分析结束这个议题。他同意这一点，接着开始详细地描述他不舒服的感觉，好像他感到愤恨。我认为在这点上，他不能真的相信我会让他离开，不过他现在不得不面对分析的终止。

我们可以见到，分析师对病人疏远的表现进行工作，以及她这么做的原因。她获得了病人正式的赞同。不过，她忽然发现，病人并没有真的跟她在一起：

> 然而，对于我的诠释，病人回应的方式是，回过头去谈论他的困难、憎恨、冷漠，等等。我认为，他正沉浸在一种愤怒与痛苦的情绪当中，并且我将这种理解呈现给他——通过强调所有的这些困难，并沉溺在其中，为的是逃避真的要离开分析所引发的特殊情感，以及那一刻对他而言的真正意义。

病人虽然能够回应，但是他是通过一个麻木、没有情感卷入的方式回应，由此他可以让自己获得解脱。这是我们看见的病理性组织中回避接触的典型方式。

> 换句话说，我认为他陷入了一种以痛苦为防御的沼泽当中，因此，愤怒是沼泽的一部分，而不是愤怒本身。

不过，分析师认为，他用愤怒来逃避接触，这样的看法是对的吗？病人是如何回应这个诠释的？

> N 开始沉默——停顿了一会儿——接着，他说他有了一个想法，"聪明的老女人"。

事实上，病人**已经**对诠释做出了回应。不过，之后他才能表达他曾突然感受到的真正的愤怒——不是一种自我卷入的痛苦，而是有着真实接触的愤怒。当他的撤退被分析师诠释之后，他重新恢复了情感接触：

> 他解释说：他认为我是对的；他意识到，当他说话时，他是在表达对我正确的话的憎恨，于是他开始沉默。
>
> 现在，我们可以达成共识，痛苦被积极地用作一种受虐的防御，他自己可以清晰地觉察到，他对我正确的观点感到憎恨。

因此，我们认识到，最初的诠释确实引发了短暂的愤怒回应，不过病人那时没有谈到这一点，反而进入了他的"沼泽"。直到进一步的诠释之后，他才可以重新建立情感接触，告诉分析师发生过什么。现在会谈（情感接触）进入了另一个方向：

> 他们受邀前往 X 家，X 的妻子厨艺不佳，所以他的妻子想到了一个好办法。她愿意做一个夏令布丁，这是病人所喜爱的，他们会带着布丁去赴宴。他愿意帮妻子切水果。说起这些时，他的态度非常积极、温暖。

N 现在联想到的是与妻子的愉快接触，他帮助妻子一起弥补差劲的厨艺。在精神分析师看来，差劲的厨艺代表了他在精神分析中不够努力，因为他撤离了，他也在表达，通过家中的互相帮助，他的愉悦与感激，修复了会谈中类似的支持性连接。最后这段材料拥有更丰富、更生动的感觉。我们或许会想起彼得，我们早期的一个案例，彼得的游戏忽然变得更具有想象力与创造力（见*游戏受抑制*）。就这次会谈而言，病人经历了某个嫉妒的时刻后便脱离了接触，进入了"痛苦的沼泽"，以便让自己待在情感停滞的状态。事实上，这段材料中病人的变化相对于他旧有的麻木状态而言是非常巨大的。值得注意的是变化的顺序：

——他脱离了痛苦的沼泽；对"聪明的老女人"的嫉妒席卷而来；为此，他开始整合这种痛苦的嫉妒；

——接着，他回到了他的沼泽。

——不过，随后，受到诠释的影响，他愿意告诉她发生了什么；

——接着，他们可以发现他们在一起认识到了什么；他那个制作夏令布丁的"好办法"象征着朝向拥有好的经验的移动，这是躯体感受层面的，也是情绪层面的。

这里也出现了与能够滋养他的好妻子之间的依赖关系，这是一种变化，朝向象征层面的满足，更充分地认识到他能够帮助自己进行创造性的尝试。所有这些变化——根据贝蒂·约瑟夫的理解——都与僵化的、停滞的平衡不同，有着更令人满意的流动性。

防御结构

病理性组织由牢固的防御结构组成，试图让情感生活处于一种麻木的停滞状态，与*拉扯头发的孩子*这个案例中狂乱、焦虑的变化极为不同。虽然这样的防御结构有很多的种类（O'Shaugnessy，1981；Steiner，1987），实际上每个个体都拥有特定的方法，来维持情感停滞的状态，

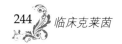
似乎会形成某些防御群组。自恋的群体会给分析师的效用留有很小的空间，无法让分析师提供帮助，倾向于接管分析师的诠释，好像那些诠释是他们自己创造的一样，等于是在分析师在场的时候进行自我分析。或许可以包括我们将在本章末尾见到的那位病人（见*理论的重建*）。恐惧的群体会通过一系列回避、远离的防御机制来处理，或许就像上一例病人呈现的态度。而一类防御更重的群体（我们已经见过很多这样的例子了）会通过扭曲事实的方式来运作，常常兴奋地沉迷于颠倒是非对错中（见*扭曲的胡萝卜*，*倒错的内在关系*，*病人的狡猾部分*）。

的确，需要未来进一步的研究，才能弄清楚麻木的停滞状态与受虐的兴奋之间的关系。不知怎么的，克莱茵学派精神分析师眼中作为死本能表现形式的深度麻木状态，会变得性欲化。在这个过程中，整个运动充满了受虐心态，为了受虐而受虐（对受虐上瘾）。这使得对这些人格的防御特质的简单理解变得复杂化，结果是，"病理性组织"这个术语成了这些病人"防御性组织"的特称。

长期的心智改变

在随后的两个案例中，我们将会看到，一种自我结构的改变开始出现：第一位病人，建立了一种关系，这段关系致力于种植和维护（植物的）生长，这代表了病人内化分析师成为内在好客体；在第二位病人身上，我们将会看到，内在的重新配置扩展了病人的内在视野，更细致地看待更全面的人格。

案例：种植豌豆的男人

下述案例是贝蒂·约瑟夫治疗过一段时间的一位男病人，治疗有了一定程度的进展，尽管也常常会有一些反复。某个星期五，病人带着

焦虑，

　　说他很害怕再次回到过去，即他那些冷漠且相当反常的
行为。

这个病人让我们瞥见他心智运作的方式。他感觉好一些了，虽然对
他自己有些不确定，特别是他可能会受到"诱惑"再次回到坏的感觉中：

　　我的感觉是，这句话说的不仅仅是与周末（即将到来）相关
的焦虑，更多的是一种对他及对我而言的威胁，会驱使他倒退。

在某种程度上，这似乎是一种有益的、富有洞察力的提醒。

　　我跟他一起在会谈中对这部分进行工作，慢慢地，他似乎
再一次变得可以接触和富有觉察，于是，他接着说，一些特别
不同的东西出现在他的脑海里。昨天晚上，他种植了豌豆，这
些豌豆是他周末得到的，一位住在他家的朋友在帮助他——尽
管天下着小雨，他还是感到很愉快。

现在我们可以理解病人如何想要传达一些东西给他的分析师。随
着他谈话的继续，我们可以看到，他感觉到他已经在自己的心智中种植
了一些东西，一些会成长的东西——他对自己的理解（他那充满领悟力
的提醒）；更确切地说，他那位具有理解能力的分析师被内化了。

　　他轻松地笑着说，当然他知道，他获得的豌豆与我门前花
园内种的豌豆相关。当他还是孩子的时候，他们家花园中荒废
的部分也有豌豆，他很喜欢它们，它们对他而言意义重大。

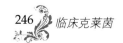

这里表达了强烈的欣赏与感激。病人提及儿童时代，表达了他的依赖和需要帮助。这样的帮助是需要从他的精神分析师那里获得的（豌豆花园），他内化了她（在他自己的花园里种植豌豆）。她使他能够对自己做出提醒（关于回到过去）。

> 这里，我们拥有的看起来像是……一种理想化，出现在移情中，作为防御。不过，我并不这么认为：事实上，提到了雨说明这不完全是理想化的。

因为雨代表了有缺陷的东西——我们可以说是他的眼泪与悲伤——这是抑郁位置的特征，悲伤与成就强烈地混合在一起：

> ……防御性减少了，他能够发现一位亲切的分析师，让他可以内摄，种植在他内部，并对她认同。

这则材料指出，宝贵的友善态度正在生长，尽管位于"荒废"的花园中。重要的改变发生了，他的内在长出了爱、尊重与理解。因此，我们可以认为，内在客体已经建立了。这个客体与分析师认同。对病人而言，这似乎是非常强烈、非常感人的，对分析师而言也是如此。

在这则材料中，我们会有一种永久感（a sense of permanence）——种植与生长——这不像通过防御的方式暂时、仓促地摆脱痛苦。这是很明显的——分析师感受到稳定的变化——它也是通过种植的果实成长这则材料来表达的。因此，我们拥有各种各样的组成部分：发展出理解和意识层面爱的感觉；认识到依赖与抑郁的混合感受；材料内容表现了一种结构性的改变（正在发展出新的结构）；精神分析师共情性的反移情体验到病人感受的一些深度（不是理想化的）。

为结构的改变找到完整的证据是很重要的。病人的感觉变好了并不足够，因为这有可能是防御性的缓解；而分析师感到满意也不足以说明，因为这可能仅仅是病人的诱惑造成的反移情反应，正如厄玛·布兰曼·皮克（Irma Brenman Pick）所指出的（*敏感的男人*）。可靠的证据是分析师的体验（反移情）与材料内容的形式相一致。就这个例子而言，分析师的反移情是会谈中感受强烈的时刻，改变的模式通过雨中充满爱意的种植来表达（荒凉当中的亲切）。结构性的改变常常通过这种非常有形的方式来表达。在下一例病人的梦中，精神分析的进展（这位病人的人格达到了一定程度的整合）以内在世界景象发生变化的形式，生动地呈现在材料中。

案例：学会面对自己的男士

贝蒂·约瑟夫的另一位病人，持续地将自己的焦虑与困扰投射给妻子：

> ……（他）带着对夫妻关系的担心进入分析——或者更确切地说，他担心妻子会担心他们的关系太匮乏，不能令她满意；不过，他看不见关系有任何特别的问题。

这个病人通过将担心投射给妻子，从而避免体验到为自己担心的感觉。

> 慢慢地，我有一种感觉，我应该跟随他，用诠释贴近他，不过他似乎对试着理解或积极地使用分析不感兴趣——总体上，好像是我想要他去使用诠释或分析。

病人也让精神分析师为他感到担心：

B 感到焦虑，不过他的焦虑也有所缓解，因为他开始越来越能够在会谈中感受到自己的活力。在这里，我没有足够的空间去呈现这样的会谈及梦的细节。在一次放假之前，B 能够清晰地感受到妒忌与愤怒，这些感受显然与他早期以及当下的家庭经验有关。梦以及我们对梦的工作对他影响很大，当会谈接近尾声时，他高兴地说："我必须告诉你我那浮夸的想法。我认为，汽车制造商应该增设一个能够旋转的前排座椅，前排乘客便可以面对坐在后排的儿童，并参与他们的活动，或者是让坐在前排的儿童能够转向其他人"。

于是，通过他的声调以及他跟我说话的方式和内容，我让他看到他因为在会谈中接触到自己的童年而感到快乐，他真实地经验到了爱和妒忌的感觉，他所说的让他接触到自己的内在小孩，他开始转向并面对这个孩子……

病人旋转汽车座椅的幻想，标志着他愿意并且有能力做出改变——去移动他的位置——去面对他孩童期的需要、感觉与焦虑。这是一幅生动的画面，刻画了真实的内在改变（在汽车内部），能够使当下的情境更多地与他的内在客体及自体的一些部分发生连接。这位男士的人格真的增加了一些元素（虽然会痛苦）：他开始建立与他自己爱／妒忌的孩童部分之间的连接（在汽车内部——在他自己内部）。他的内在视野扩大了，他整合了他现在能够看到的（与分裂攻击性的男人类似的整合）。他理解自己的能力随之增强了。正如上一个案例那样，这是一个既令人满意（他"高兴的声音"），又令人感到痛苦的过程，因为它需要承认孩子般的妒忌与愤怒——混合的状态再次标志着抑郁位置的到来。

治疗性改变的迹象

治疗性的改变不以制造免受痛苦的状态为目标。并不是所有充满活力的接触都是令人愉悦的。正如我们在第九章所见到的，生命既是令人痛苦的，同时又会令人感到富足。接触会搅动内心的情绪。这样搅动性的接触或许会让人又爱又恨，不过它一定是充满活力的，是生命本身的一部分。减弱或抑制这些接触行为——同样可以抑制愤怒与憎恨——是反生命的。

我们尝试着区分三种情况：时时的情绪波动；整个情绪生活陷入停滞状态；长期结构上的改变，精神分析师把它看作治疗的获益。从经验来看，当分析师在一段时间内能够持续地接触病人的变化（包括靠近病人那些回避接触的方法），那么具有理解力的分析师会影响病人变得更具有自我理解力。病人能够更多地维持与分析师发生接触的时刻，这会带来一些永久的结构改变。

我想强调的是，临床会谈中时时往复的改变与总体的成长（分析师所谓的获益）之间有一个重大的差异。正如我们见过的理查德的例子（认同一个"好"客体），建立内在安全感包含着一种永久感。随后，我们看到（如病人失败的容器等一系列案例），好的内在客体拥有一个非常特殊的功能：通过理解与语言涵容病人的经验。这是克莱茵学派精神分析师所寻求的真实的人格发展——一个具有理解力的内在客体促成了能够看见更完整的自己的内在视野。

个人洞察视野的扩大，仰赖将具有理解力的客体（包括外在的分析师）安置在自体内部。因为他能够观察到病人时时的波动（或停滞），分析师提升了病人内化一个具有理解自体能力的客体的可能性。总的来说，治疗性变化的元素包括：内化一个具有理解能力的内在客体；由此获得对人格更广阔的觉察；故能够整合目前为止被分裂（被投射）、被否认的部分自体。此外，它包括：收回投射；能够更多地为自己及自己的冲动负责，尤其是当事人眼中的坏冲动；出现内疚与担心（抑郁位置）；面对客体的状态的能力；承认与客体是分开的。

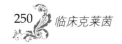

平　衡

精神分析师的工作并不是朝向一个稳定的状态，波动的状态总是存在的，这是生命的烦恼与激情。病人总会尽力稳定他的情绪状态，抵抗由外在世界及躯体感觉的刺激与入侵所引发的骚乱，同时继续在他能忍受的范围内最大限度地体验生活。情绪的平衡是唯一的平衡点，病人倾向于围绕这一点摇摆。

案例：疼痛与撤退

下面的案例，也是贝蒂·约瑟夫的一位病人，他围绕着一种状态反复摇摆，在这种状态下，他能够更多地与自己及分析师发生情感接触。发生接触后随即而来的是撤退，不过，在某种程度上，他也受到一个内在客体的支持，对抗这种撤退。这个内在客体是被内摄的分析师，能够抵抗撤退，于是他再一次靠近有接触的状态：

> 这次会谈的背景是，会谈的前一天（星期三）我已经让病人看到他处理自己困难的方式：他试着把绝望感强加给我，而不是去接触他自己的抑郁，并试图理解它。在这次会谈中（星期四），他说他抑郁了。他告诉我一个梦。在梦中，他与某人（一位女士）一起站在著名的伦敦市中心的街角。他们站在一个排水沟里，似乎是被衣服围绕着，一些等待出售的旧衣服。他的姐姐与一些男性朋友一起走过，他呼唤她，她点头示意后继续走开了。梦中还有一些与夜间盗窃有关的行为。
>
> 我简洁地将这个梦联系到我们一天前所谈论的内容，也就是，他如何将绝望感强加给我……接着，他的绝望感将我拖下

水，进入排水沟……不过，现在好像在梦中有了一个无意识的领悟，他知道这是一个老问题，那些旧衣服是他试图要卖给我的，不过我并没有要买——我也是那个姐姐，与她自己的朋友（她自己的生活）一起走过去了，并没有被绝望感拖住。

精神分析师认为，病人有一些领悟，不过他把它变成了"旧有的领悟"，于是，分析变成是可被预测的、静止的——从有接触的状态撤离。不过，他同时也意识到（在梦中），分析师不会买。在这一刻，有了两种不同的改变：首先，将真实的领悟变成旧有的、可被预测的领悟，导致一种麻木的状态；此外，一种新的理解开始出现——一种无意识的领悟——与分析师联系在一起。一种内在的挣扎，出现在撤退进入排水沟与不想购买之间。正如我们的大多数案例那样，内化一个能够理解自己的客体（精神分析师），是一个重要的内在改变，能够扩大对内在现实的觉察——这才是病人真正想要的。在随后的材料中，病人变得更能觉察自己：

> 正如我们所讨论过的，我的病人真实地感受到将自己拖下水的受虐性的吸引力。

精神分析师的理解获得了一些与病人的接触：

> 在获得了一些接触之后，病人建立了对这次会谈的理解，痛苦被解除。我的病人注意到，他觉得那一刻好像自己的眼睛掉进了某些东西，是一根头发，抑或是他早年的旧伤疤？作为分析师的我，能记得那个伤痕吗？我的确记得，并问他是否记得它是如何发生的。他回应说，当然记得，那次他与一位叫霍普（Hope）的女性朋友跳舞，她的指甲抓伤了他的眼睛。于是，

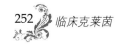
我可以让他看见，当我们能够去觉察并感受到为什么他必须被拖入痛苦的排水沟时（通过他对我的认同以及他的受虐性），他的问题再次开始显露出来，接着他就出现眼睛（他天生的视力）的疼痛，这种痛苦是由希望（hope）引起的。

希望引发痛苦。这是生命的痛苦，同时也是放弃对死亡及疼痛的迷恋所引发的痛苦，因为死亡及疼痛会令他感到兴奋。他无意识地想要沟通关于希望引发的痛苦，是一种真实的自我理解。

发展出希望，成功地进行了工作与理解，都是令人感到痛苦的。在这里，含糊的状态是非常明显的，他反复地摇摆着。在某种意义上，他想要与分析师接触（在梦中呼唤他姐姐）。同时，这样的希望与进展会带来痛苦，领悟（表现为他联想中的视力或眼睛）会带来痛苦，他更喜欢旧有的领悟，开始抱怨希望：

> ……心理改变不是一个终结或者一个最终的状态，而是在治疗中持续发生的……作为分析师，我们需要发现并贴近病人时时的改变，不是去关心这些改变是否是积极的，标志着进展还是撤退，而是把它们看作我们病人自己处理焦虑及关系的独特方法……的确，我们全神贯注地倾听，与病人待在一起的能力，会帮助他们变得更能观察、容受以及理解他们惯有的处理焦虑与关系的方式，这是改变这些惯有方式的过程的一部分，最终达到我们所谓的心理"更健康"的状态。（Joseph，1989，p.192）

分析师也得观察到这个微妙的平衡。不去考虑这些变化是否是积极或消极的信号，这样的原则似乎有些自相矛盾，因为分析师有一个很明显的目的：带来治疗性的改变。不过，在引用的片段中，约瑟夫指出，当个体需要防御的时候，尊重个体用自己的方式来防御的重要性，因为他想要保护自己免受焦虑，并应对关系中的困难。对此，她提到比昂富有挑战性的禁令：

> 对病人已有的了解是没有进一步的作用的：它要么是错误的，要么是不相关的。如果是被病人和分析师所知道的，它就已经过时了……任何会谈中唯一的重点就是未知。
>
> ……不要记住会谈内容……
>
> ……精神分析师开始时要避免任何的欲望，不要去期待会谈的结果（周末或期末）。对结果、"治愈"甚至是理解的渴望都不该扩散。
>
> ……精神分析师应该获得一种心智状态：每次会谈他都感觉自己从未见过这个病人一般。如果他觉得自己曾经见过这个病人，那么他治错病人了。（Bion，1967，p.18-19）

现在，这些都变成了著名的格言，可以被概括为"放弃记忆与欲望"。对进展的渴望，寻找进展的证据，都会遮盖精神分析师倾听病人当下正在言说的内容的能力。对此，一个务实的说法是：一丝不苟地倾听每时每刻正在发生的事。

"K"连接

一个能够提供理解的客体维持了探寻的兴趣，这是一种"K"连接。能够看见并认识到更完整的自我形象，预示着在更大程度上接纳并整合自己不被接纳的部分。作为一种内在功能，"K"连接与能够提供理解的内在客体代表了整合，它们反对由导向自我的攻击（源自死本能）所造成的分裂。从克莱茵学派的视角来看，忍受疼痛的强烈动机来源

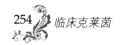

于对真实事物的渴望，包括内在真相（an internal truth）、令人感到惊讶
的时刻（the sense of an "aha!" moment）。拥有一个能够提供理解、增
强自知之明的内在客体，会加强这部分，但也常常会让人感到苦恼、痛
苦与脆弱。对"知识"的渴望让比昂相信，知识对心智而言，就像食物
对身体一样重要。因此，精神分析师致力于寻找病人身上想要进行自
我探索的部分（"K"连接），不管会受到多少内在的破坏（"-K"）。这还
不够：精神分析师也在寻找病人自我当中能够忍受痛苦的部分——担
心、内疚或嫉妒的痛苦（在上一个案例中，或许是嫉妒分析师所拥有的
希望）。病人必须为各部分的自己负责，包括他眼中负面的感受与冲动。
整合意味着从更广阔的视角看到一幅包含一切的画面，好的与坏的同
时存在，伴随着心理的痛苦。

在随后的案例中，我们会看到一个复杂的互动，分析师试图建立
"K"连接，而病人的无意识倾向于破坏分析师的意图，通过投射，造成
一种贫瘠的洞察形式。

案例：学术的重建

埃里克·布兰曼（Eric Brenman）描述了一位未婚的女士——28岁，
父母具有很高的学术成就——前来寻求帮助是因为她处于一种自杀性
的抑郁、无助，且完全无法工作的状态：

> 她的父母对精神分析理论非常热衷，在她的记忆中，父母
> 曾用他们所谓的方法"分析"她……曾经有段时间，她的学术
> 表现很成功，不过最后却退学了……她几次更换所学的专业，
> 重复着这个模式。很多次她都几乎要结婚了，却都在最后一刻
> 忽然中断了关系。病人那些潜在的职业生涯，在她看来并不是
> 自己挑选的，而是父母的选择。

这段历史描绘了一种重复的模式，出现在病人的生活中，使她陷入困境，她试图从他人（代表父母）那里获得她的自由。简短的参与，随后迅速地中断，这样的模式读者可能不会感到太吃惊，同时也重现在分析中：

> 当她感到绝望时，她会对我产生一种不稳定的强烈依恋，不过一旦危机变得不那么迫切，她就会变得疏远……（她是）那种可以订婚但不可以结婚的人……从分析早期开始，当我对她诠释她的感觉时，她会打断我，开始自我分析，表露出好像她知道自己的感觉是不合理的，她必须教育她自己什么是明智的、合理的，于是，任何对她感觉的真实经验都是不被允许的。

她部分的生活模式也清晰地呈现在她对自己感觉的"学术兴趣"上，这是她从父母那里继承的。它会打断情感接触。

我们需要记住，在病人生命的这个阶段，"父母"是由她的经验与感知所构建的内在父母，混入了病人自己的人格以及病人的扭曲。病人把父母用作外在客体时对他们进行的投射，孩子感知父母回应的方式，都可能会扭曲父母的形象。

分析师作为能够帮助她以不同的方式理解她的感受的人，也可能会被扭曲：

> 她先入为主……换句话说，病人正在构建一些解释，试图避免接触到她真实的感受与经验。

分析师面临着一个有趣的问题。如果他做了诠释，他会发现病人很乐意积极地赞同他，不过，她会通过这种方式规避分析师以及她自己的感受。病人与分析师之间的情感接触立刻被打破了。

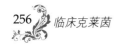

这会让人想到，也许她在分析中重复她的生活方式，即"教育家"通过解释来回避感受。

因此，分析师的诠释使病人孩童期的经验得以重演，重复过去跟父母的经验。她自己采用了这种经验，因为它可以提供一种方法，成功地避免情绪波动。因此，它不仅仅是在重复过去的经验，它在当下也能够起作用，通过吸引眼前合适的人选来进行重复，为了那些活跃于当下的特殊的目的。不幸的是，精神分析师成了那个最优的人选，与病人一起重演了病人被内化的情境：

> ……那些内在客体，完全不能帮她认识自己以及自己的正确位置，它们表面上的好意让她感到困惑……这可以跟移情中的一种经验做连接，在移情关系中，她感觉被我"分析"了，出于一些美好的理由。

从内在看，好像她持续地在对自己说，"这是处理感觉的方法，从理论上对它们做出解释，用'理性'管理它们。"接着，她发现了一个外在客体，似乎在说类似的话，让她觉得自己有一个外在的同行。这对分析师而言是个困难的情境：

> 病人感觉中带着"美好理由"的分析占据了我的心智，令我产生了一种印象：我必须赞美它并放弃我自己的观点……我发现自己比平常做的移情诠释要多，不过似乎这是唯一能够靠近她的方法。对此，我的看法是，一段父母／婴儿的关系正在重现，强有力地表达了不与真实的感觉互动的决心，因为我们双方都显得太脆弱而无法应对这些。

分析师试图向我们展示，他如何被困在病人的内在客体当中，不过我们必须认识到，这个情境的背后是严重的焦虑。病人似乎很确信，她跟她的客体——外在的，不过可能也包括内在的——因为太脆弱而无法应对感受。分析师被带入了某个防御性的角色，一同对抗双方都无法应对的感受的力量。因此，"你把我看作你的父亲"这样的诠释是毫无用处的。从过去转移到当下的，不仅仅是父亲、防御（投射性认同）或关系（女儿帮助父亲忍受危险的感觉），而是通过一种特殊的方式使用客体在当下提供某种功能——客体以前提供的功能。病人通过她特有的方式使用客体，需要客体赞同她控制情境的方式。这样的方法来自过去，与过去类似，不过却服务于当下。

病人自己已经认识到，她的父母很容易就会配合这种防御，可能是因为它与他们很匹配。类似地，她发现分析师身上也有足够学术的一面，他也可以配合这部分，为双方重建复杂的防御行为。就这个例子而言，我们可以看到，病人不仅与分析师认识事物的好奇心（"K"连接）做连接，而且还对分析师自己的好奇心进行投射（"-K"）。她精确地对分析师做诠释及重构的精神分析功能进行投射。这样的投射必须被阐明，病人与分析师双方都得清晰地认识到这种投射的功能。只有认识到这点，才可以理解病人在非常早期的生命中如何使用它，以及她如何与一个强迫性的客体合作，这个客体同样得到这种投射的（防御性的）帮助。

此时此地对幼年往事

在传统上，精神分析通过移情的形式，致力于挖掘过去的创伤。在移情关系中，精神分析师代表了一个过去的人物，一个造成病人创伤情境的人物。在当下，我们看到一个过去人物的新版本，病人与分析师正在戏剧化地上演过去人物之间的互动，如此，婴儿过去的经验得以重现，通过语言呈现给病人。因此，精神分析的工作在于将戏剧化（移情关系中的重演）转变为对过去的了解。

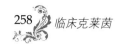

这些是被接纳的移情观点。如今,重点发生了转变,似乎彻底地打破了传统。通过强调移情在当下的关键作用,我们好像淡化了对理解幼年往事的强调。目前的争论在于:强调的重点应该放在何处。这是一个时机问题:

> 技术问题的差异在于,如何以及何时明确地诠释无意识幻想、病人与分析师之间上演的婴儿期经验。一般理论上的共识是:只有对病人产生情感上的意义时,才做这样的连接。不过,在应用上,对于何时是正确的时刻,分析师们的把握各不相同。(Segal,1989,p.ix)

构建过去,对某些病人而言会产生问题,这样的病人会扭曲精神分析式的探索,远离当下的情感接触与领悟——于是,通过这种有效的转移,出现了防御性的结果。另一种说法是,移情移的是当下活跃的无意识幻想,不是过去的复制品——要记住,尽管为成人的经验赋予意义的无意识幻想来自童年及婴儿期与重要人物互动的经验,但它们仍然属于活跃在当下的经验。

梅尔泽(1967)曾经讨论过有关精神分析历程的许多其他方面,不过我要强调的是:与精神分析师的接触受到越来越多的重视,是克莱茵学派精神分析师发展的要点。病人与分析师在移情与反移情互动中的接触,是在追寻真相。目前克莱茵学派关注的是:发生在咨询室中的情绪变化与回避,它们已经成为精神分析操作技术的前景。当病人出现缓解,我们需要区分:是回避情感接触带来的缓解;还是分析师作为具有涵容功能的客体,为痛苦与困扰赋予意义之后所带来的缓解。精神分析师的任务就是要做这种区分。

精神分析就是这个过程。它常常是无法完成的——因为技术与理念的进步会永远持续下去。最后,很明显的是,尽管我们对一些方面进行了详细的说明，在第三部分的结尾还是留有很多正在发展的主题：
(a)学习与象征形成理论的发展(早期俄狄浦斯情境中的"K"连接)；(b)
在某些人格以及其病理性组织中出现的、自我导向的死亡冲动的表现
形式；(c)理解组成移情／反移情互动的心灵内部的互动；(d)对于分析
师与病人之间详细的情感接触状态的技术观察，以及真实的心智发展
如何出现在精神分析性治疗当中。

　　人类的心智确实是宇宙中最迷人的事物。或许更为迷人的是，两个
心智一起努力探索他们之间发生了什么。因此，精神分析代表了人类
伟大欲望的一个版本：熟知(master)人与人之间经验中所发生的事物。

第三部分后记

✳

克莱茵学派技术的发展

目前，克莱茵学派的精神分析师可以回头看到一条很长的发展线，以发展时期为重点，研究的焦点是各种病人：儿童；抑郁状态的病人；拥有破碎心智的精神分裂症病人；以及近来关注的，难以靠近（处于僵局）的边缘型病人。每个阶段都促进了新的理论思考方式，随之产生了技术上的改良，然后新的临床问题又促进下一个发展阶段的形成。

在某种程度上，克莱茵学派的精神分析师可能会遭到批评，因为他们的矛盾性。他们最初出名是因为对极早期的婴儿幻想进行深度的诠释——英勇的、入侵性的、大量推测的。现在，他们提倡以一丝不苟的敏感度去了解病人回应诠释的细微过程。为了澄清临床实践中的发展，强调目前的风格，我将会简单地总结三个阶段。

1. **婴儿的客体**：梅兰妮·克莱茵无可非议地为她的儿童游戏技术感到自豪。它们让她创立了儿童分析，发现了一些重要的理论。在第四章，我们曾详细地看到克莱茵将弗洛伊德分析梦的方法应用到儿童游戏中。那时候，她极为严格地控制着会谈过程的范式：**联想－诠释－回应**。克莱茵的临床能力让她能够非常细致地观察这个过程，为英国精神分析师的材料提供了一个特定的临床重点，特别是那些跟克莱茵比较亲近的分析师。

儿童，尤其是接受精神分析治疗的儿童，通常是基于他们认识到并为之感到焦虑的躯体部分，来构建他们的经验（以及他们的游戏）的。克莱茵采用了亚伯拉罕的术语"部分客体（part-object）"，指的是一种功能，而不是一位真实认同的人物。当母亲喂养她的婴儿时，她在婴儿的心智中仅仅是一位提供喂养的"母亲"——常常被称为"乳房"。母亲的另一个版本（另一项单独的功能）会成为另外一个客体——例如，"厕所"母亲，婴儿用她来排泄有毒的经验与坏客体。于是，婴儿的世界由一些具有单一功能的客体组成，从客观的意义上看，它们只是完整个体的一部分。亚伯拉罕区分了部分客体的爱与完整客体的爱：部分客体的爱指代爱慕为婴儿提供单一满足的事物；婴儿可以在完整客体的爱中经验到具有多重功能的复杂人物，有些功能对它而言是好的、有些是坏的。这种混合的"完整"人物是抑郁位置以及这些混合感受的焦点。于是，婴儿对完整客体的爱，是为了客体本身，而不是因为客体为婴儿所做的事。

结果，克莱茵学派对诠释有关部分客体（如："乳房"或"阴茎"）的无意识幻想产生了更多的兴趣，特别是它们的功能。这种取向发展的高峰是提出了抑郁位置的概念，即部分客体开始结合（混合）在一起。同时，被内化的客体被吸收进入自我，成为部分客体。在这个阶段，克莱茵仍旧对儿童身上大量的破坏性感到一贯的惊讶，于是，诠释停留在揭露让孩子产生焦虑的负性冲动上。正如我们所见到的，这在很多案例身上产生了显著的效应。在1955年，尽管克莱茵还是在写她的游戏技术，克莱茵学派的技术却从那时起开始发生改变。

2. 精神病的过程：在20世纪五六十年代，对部分客体的诠释在某种程度上被修改，当时克莱茵学派的精神分析师正在跟精神分裂症的病人工作。在克莱茵撰写关于分裂机制的论文（1946年）之后，大家忽然意识到，部分的自体也在通过各种各样的方式建立连接，正如我们在第七章、第八章所看到的。此外，有关婴儿心智被管理的过程，尤其是破坏性的过程，也更多地被意识到。分裂与投射性认同是病人组织自己经验的手段，可以直接改变他的心智结构。同时，克莱茵、罗森菲尔德、比昂、西格尔的工作，证实了主体可以意识到这些过程（尽管是无意识地），能够跟分析师沟通他们对这些过程的担心，分析师也可以对病人诠释他身上正在发生什么。病人分裂自体、投射部分自体进入客体（内在及外在客体）的能力，可以通过深度的诠释加以详细说明，病人将要面临对他们攻击冲动的直接阐述。他们表面上的疯狂举动与他们作为病人的疯狂是相称的。这个危险的破坏性过程的强度，与孩子身上的攻击性一样让人感到震惊。在1957年，克莱茵对嫉妒的描述，进一步为原始攻击性提供了清晰的证据。对这些破坏性形式的诠释，尤其是嫉妒，让克莱茵学派的精神分析师错误地倒向僵化地应对朝向分析师的表面阻抗。接着，克莱茵学派的精神分析在分析圈内的论战开始名扬四海。不过，现在有所改变，或许可以说是彻底地改变了。

3. 反移情：这些冒险的深度诠释（有关部分客体或朝向自体的精神病性攻击）不仅常常会让同行感到震惊，可能也会对病人造成高度的困扰。不过，或许最重要的是：在诠释中，破坏性占中心地位，这可能激发分析师与病人之间的对抗，至少在非精神病性的病人身上是这样的（以及非克莱茵学派的读者）。最近，关注点被较多地导向病人世界内部的敌人。无论如何，最近的趋势是“与病人交谈，特别是非精神病性的病人，少用生理结构（乳房、阴茎），多谈心理功能”（Spillius，1988，p.9）。

在某种程度上，这代表了一种回归：从与精神病人的工作，回归到进一步探索非精神病性的病人，特别是边缘型人格患者。整个精神分析学界逐渐认识到，分析师也会拥有与病人有关的情感生活。这样的认识引导克莱茵学者用他们自己的方式构建移情／反移情互动——尤其是人与人之间重要的心智组成元素的重新配置：投射性认同。认识到更良性的投射性认同形式，改变了对破坏性的强调，出现了构建平衡诠释的尝试，即给予爱的感觉同等的重视。事实上，这种平衡早在让·李维业

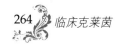

(Joan Riviere)的文章中已经被提出，那篇文章或许是克莱茵学派对病理性组织的第一个贡献："在内疚的背后，一定存在着对内在客体的爱"（Riviere，1936b，p.151）。爱是一种与破坏性一样强有力的幻想源泉。

与精神分裂症病人的工作，遗留给大家的是：我们对发生在病人心智中关于此时此地的过程、爱与恨之间的互动的挣扎与解决方式保有好奇心。据发现，精神病患者的问题并不是神经症性的困难以及他防御它们的方式——事实会更糟糕：他通过摧毁自己部分的心智来处理神经症性的问题，这部分心智包含了这些经验以及对它们的意识。这样的攻击在分析师眼前发生。尽管克莱茵学派的精神分析师不再常规性地接待精神病患者（少数著名的例外），但对心智功能状态（自体的完整性）的关注与对这些功能内容的关注一起被保存了下来。与精神病患者工作的另一项遗产是，对认识、思考、学习的探究，我们对精神分析过程的看法也因此发生了转变。作为提供喂养的乳房的分析师，他的另一个版本是：精神分析师，作为一个提供理解的客体，提供了一种真诚，这是心智的滋养与发展所需的食物。

比昂关于放弃记忆与欲望的劝告（Bion，1967），来自他跟具有思维障碍的精神分裂症病人的工作，对克莱茵学派的精神分析师有着强烈和持续的影响，解开了他们对过去衍生物以及重演（re-enactments）过于盲目的关注。这造成了一种张力：一方面，与当下即刻的过程工作；另一方面，诠释过去在移情中的重复。对此，克莱茵小组内不同的成员也有着不同的看法。

整 体 情 境

移情关系的发生，重演了特殊的满足（自恋的、施受虐的，等等）与防御功能，也表现出特殊的客体与关系。在这个意义上说，被转移的是"整体情境（total situation）"，而不是简单地重复一些可以被重构的过去事件。焦虑、防御和关系，拥有属于当下的真实意义与功能——它们不只是关系形式的空洞重复。克莱茵认为，这些错综复杂、不顾一切地操纵分析师的形式，维持了母婴互动的持续功能：

> ……病人必须应对重新经验到的、朝向分析师的冲突与焦虑，他会采用过去使用的方法。也就是说，他会像离开他的原始客体那样离开他的分析师；他会试图分裂与分析师的关系，把他当成好人或坏人：他会将体验到的有关分析师的感觉和态度转向当下生活中的其他人，这是"行动化（acting out）"的一部分。（Klein，1952，pp.55-56）

在这段话中，克莱茵特别关注的是分裂客体的防御机制。不过，其他的原始防御机制——投射、投射性认同、内摄与认同，包含着程度类似的力量与全能感——也会出现在当前的移情情境中。移情产生于当下对过去防御的使用。换句话说，成人人格的无意识幻想（位于所有这些防御机制之下）从当下的无意识转移到分析关系中——尽管成人的无意识幻想在婴儿与客体的关系的基础上有了进一步加工。密切地关注当下，与对重建的过去的关注并不矛盾。当下正在发挥的防御机制，其在过去所发挥的作用不应该被忽视。

如果更全面地谈及活跃的客体关系的整体情境，那么一种对移情更宽广的理解就会立刻出现。我们在*打自己屁股的男人*这个案例中曾看到，一旦可以用错综复杂的客体关系澄清那些令人困惑的认同，那么看似简单的施受虐移情可以在更深远的层面得到理解。

基本原则：尽管克莱茵学派的实践发生了大量的改变，未解决的问题仍旧存在，但基本的技术原则有着显著的连续性，贯穿着整个发展过程。特别是在我看来，有四条原则渗透在所有阶段中。

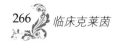

第一，**过程**：密切关注对诠释的回应，看见在移情中重演的细致过程，是克莱茵学派临床实践一贯的特征。

第二，持续地强调诠释**移情**的重要性，并扩展为整体情境，包括重演的客体关系的功能以及分析师的象征意义。

第三，克莱茵学派的精神分析师，其立本的稳固根源是病人**婴儿水平**的功能——有人说过：弗洛伊德在成人身上发现了儿童，而克莱茵却在儿童身上发现了婴儿。

第四，破坏性像弥漫的幽灵，对破坏性的关注与对爱的关注之间，要保持平衡。如果有一天克莱茵学派的精神分析师要写墓志铭，想必会提到毫不留情地搜捕各种形式的破坏性，避免它们破坏人类最远大的抱负。

尽管成员们各自忙于探索不同的主题，强调的重点也有差异，克莱茵学派的精神分析师组成的小组却保持着连贯的完整性，更像是一个研究团队，而不是一个成员各自想要提升自己名誉的竞争性团体。

回　顾

✳

前进与历史

　　我发现自己正在一次又一次地强调，克莱茵学派的魅力是品尝非常遥远的经验形式。这些经验形式大多来自"精神病的"病人，常常看似有违精神分析技术圈外的大众写作形式。克莱茵学者真的相信，一层整个分开的心智已经被揭露出来，位于常见的普通俄狄浦斯情结之下——也不是普通的日常意识经验能够觉察到的。在婴儿生活时期，最早期的层面消失了，潜入发展过程中"地壳运动"的下面。精神分析式的探索路径，经历了从分析儿童到分析精神病人的过程：前者比较贴近早期婴儿式的经验；后者并未恰当地进入心智的成熟形式。这条路径贯穿了30年，从1934年到20世纪60年代中期。精神分析并没有回到过去的相同问题上。旧有的问题是普通的俄狄浦斯、象征，等等，在我们探索了底层的世界后，这些都被赋予了极为不同的含义。我们不再诊断癔症、强迫症，等等。相反，我们涉及的是那些不完全是精神病的人——被广泛地称作"边缘型人格"的人。我们也涉及不同的概念——思考与学习的衰弱（"负K"），有组织的内在残酷行为，等等。这些改写了俄狄浦斯情结，创造了关于它的新版本。通过绕进这些原始的层面，克莱茵学者不断地重新定义着心智过程的世界。

　　作为特殊的克莱茵学派，我们的探索带来了什么样的发现呢？

　　首先，最重要的理论概念：死本能。这或多或少是一个完全受到其他精神分析流派排斥的概念——它的临床表现形式无疑是嫉妒，以及死

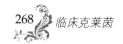

本能衍生出的攻击性与爱之间细微的互动。

第二，内在世界与外在世界之间清晰的区分，以及因此出现的内在客体与外在客体的区分。有形的内在客体与温尼科特（Winnicott，1971）的"过渡性客体（transitional object）"不同，与心理表象的观点有关，是一种内在象征（Sandler，1987）。

第三，意义是一种由主体心智状态促成的经验，而不是主体学到的外在客体与生俱来的特质。当然，社会意义是习得的，以共有的内在无意识幻想为基础，这些幻想在个人及社会层面上得到表达。

第四，将无意识幻想与意义转变为（意识中的）思维，接着用大脑思考它们。

第五，克莱茵学派的反移情观点是一个心灵内部的版本，其特点是分析师活跃的内在世界与病人心灵内部的世界产生共鸣。

第六，克莱茵学派的精神分析师特别强调：在会谈中，诠释应该处理移情在当下的反响（reverberations）。干预不能冒险成为对抗反移情扰动的防御，或者说，至少不能冒险让病人经验到这种方式。

第七，与第一点相关。病理性组织最近被概念化，指的是个体人格中包含导向自体的破坏性的一个机构，这些破坏性是未经修改的死本能衍生物。这些组织会造成精神分析中精确、微妙且持久的僵局。

本书中选择的临床报告，大多包含了**"联想—诠释—回应"**这个公式，虽然这不是克莱茵学派特有的概念。即使如此，我提供的案例并不总能贴近这个可作为证据的临床过程。我发现自己使用的很多解释并不总能按照我的意愿，一丝不苟地记录这个亲密的过程。

梅尔泽（1967）对精神分析过程的很多其他方面进行了有趣的讨论，不过，我选择了对概念的临床证实极为重要的方面。克莱茵学派的精神分析将来会被证明是"科学"的死胡同，这是很多人已经做出的预测。他们说，精神分析的未来在别处。然而，无论未来会怎样，过去的发现大多已经被接纳，这些发现是：包含混合情感状态的抑郁位置概念（它被广泛认为是各种微妙的情感回应以及饱含诗意的想象力的来源）；破碎与分裂特有的恐惧（terror）；内在心灵世界中人际关联被涵容的经验；以及作为支柱的投射性认同概念。令人感激的是（或相反地），目前这些概念在精神分析领域内正在被广泛地使用——欧洲大陆，南美以及别处，也包括英国多数的非克莱茵学派精神分析师。

在这些奇怪、难懂的发现之后，精神分析不得不发生改变。有些人认为，克莱茵学者已经告别了我们知道的现实，被拖入了病人野蛮幻想中的分离的自由（detached freedom）——或者说，正如一些人相信的那样，进入他们自己不受支持的幻想世界中。但是，作为成人，远离我们生活的世界的感觉，并不意味着克莱茵学者真的生活在幻想世界中，也不能说他们相信自己的病人生活在幻想世界中。问题在于抓住两者的混合物——外在与内在世界。尤其是在生命的早期阶段，这样的混合持续地发生变化，出现各种令人困惑的比例。婴儿的外在"世界"与成人的外在"世界"极为不同。婴儿处在一个万物有灵的世界中，意识到的物理性质可能只能用心理概念来理解——也就是说，婴儿可以看到它周围的（以及它内部的）一切事物的动机。因此，婴儿的外在世界首先是"社会的"。它感知到的其他心智，也像它自己一样，有着目的、冲动和欲望。起初，婴儿通过好奇、恨与爱，与这些跟它自己一样的心理客体建立起连接。

因此，克莱茵学者认为，在潜意识工作的心智层面上，外在世界是一个社会性的世界，不是一个真实的物质世界。事实上，克莱茵学派的精神分析师有着将理论概念应用于社会环境的传统（例如：Menzies Lyth，1988，1989）。不过，"社会"现实是流动的。主体与客体双方各不相同。这样动荡的世界会对主体产生深远的影响——与有形的外在世界相当不同，有形的外在世界通常出现在成人的意识经验中。就当代精神分析而言，我们现在可以看到的是，病人不能真的给出有关他心智深度运作的观点，相反，他能提供的是与另一个心智的互动——投射

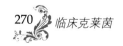

进入那个心智，或者接收来自那个心智的投射。这是病人自己感知到的互动——的确，这样的感知灌注了自己的感知方法。

亚伯拉罕提倡将焦点放在病人对自己心智的感知与描述上，因此，留给分析师的描述心智工作的空间（越过记录病人自己的看法）就很少了。一些人反对这个观点，他们抱怨说，这样的取向实际上违反了精神分析超心理学（metapsychology）的整体性。超心理学包含一些理论，建立在多数个体心理学的基础上，通过归纳各个病人身上的发现，创造了一系列有关人类心理的普遍概念。事实上，精神分析内部总是存在着张力，它存在于仔细关注个体心智如何工作（各种精神分析性的治疗工作）与发现和建构一个普通心理系统之间。弗洛伊德早期的工作，主要基于以下观点：每个病人的症状与梦境都必须时时地破译，因为它们特殊的个人意义。当然，这样的观点很快就让位于构建一般理论的尝试，他将这样的理论称为超心理学。

事实上，译码（诠释）的观点本身就是一个有关意义与心智内容的一般理论。精神分析内部仍然有着持续的分歧：去分析个体，还是去构造超心理学理论。争议在于是否能够客观地看待这个话题——构建一个适用于个体一切变化的一般视角理论，相当于自然科学，例如物理学，寻求关于物质性质的一般理论。或者是，选择一个主观的取向，强调个体自身的经验。克莱茵学者是这一争论很主要的部分，在20世纪40年代，有关克莱茵是精神分析反叛者的论战达到了高峰。这样的差异并不必然要引起这么大的冲突。原则上，至少没有理由让主观的个体经验拥有更普遍的模式和性质。谈到收集主观数据的实践，确实会出现问题。我们没有适当的工作原则，像自然科学家收集客观数据那样收集主观（或是主体间的）数据。寻找这样的原则成了精神分析内部的迫切需要，为了让收集主观数据的过程跟收集客体数据一样缜密。

在20世纪期间，人类越来越多地被当作心理个体来理解。因此，他们的困难越来越多地被认为是心理层面上的，较少是道德上的。这一改变的动力由很多因素组成，不过精神分析是当中最重要的。在很大程度上，跨越我们整个文化，精神分析构建了对心理疾病与困扰的一般认识。随着精神分析观点的传播，心理困境的呈现渗透着精神分析的看法。这为精神分析师创造了特殊的情境。他们面临着一个不断变化的目标。新的病人类型意味着新的观点以及新的工作方式，不过它们也意味着病人以新的方式呈现他们自己，因此，精神分析探索有了新的目标。

精神分析师为此感到不安。作为科学家——通常是医学科学家——我们习惯于认为我们在探索永恒的现实——就我们的情况而言，则是有关人类的永恒现实。接着，精神分析师受到了一种诱惑去抵制本书中讨论的那种往复的互动。在人际间的波动中，精神分析师有时会求助于离散的分类（通常被称为诊断）。这是一种对医药科学的盲目效仿：拥有一致的、定义明确的分类，会带来持久与稳定的感觉。事实上，我们不该寻求这样的分类。对病人而言，将他潜在的互动归纳为一种诊断，这样缺乏宽容的做法是痛苦的，病人变成了一个病理性的存在体，而不是一个带有冲突的人。毕竟，病人作为富有情感的、处于挣扎中的同事，才是精神分析师寻找的主观实体。这是精神分析成为主体科学（a science of the subject）的标志。

参 考 文 献

引文如果不是来自最初或唯一的版本，则来自用 * 标注的版本；出版地若没有指明，则默认为是伦敦。

Abraham, Karl (1911) 'Notes on the psycho-analytic treatment of manic-depressive insanity and allied conditions', in Abraham (1927*) *Selected papers on Psycho-Analysis*, pp.137–156. Hogarth; reprinted (1979) Karnac.

—— (1924) 'A short study of the development of the libido, viewed in the light of mental disorders', in Abraham (1927*) *Selected Papers on Psycho-Analysis*, pp.418–501. Hogarth; reprinted (1979) Karnac.

Berman, Leo (1949) 'Counter-transference and attitudes of the analyst in the therapeutic process', *Psychiatry 12:* 159–166.

Bion, Wilfred (1957) 'The differentiation of the psychotic from the non-psychotic personalities'. *Int. J. Psycho-Anal.* 38: 266–275; reprinted (1967*) in Bion, *Second Thoughts*. Heinemann, pp.43–64, and (1988) in Elizabeth Bott Spillius, ed. *Melanie Klein Today. Volume 1: Mainly Theory*. Routledge, pp.61–78.

—— (1959) 'Attacks on linking', *Int. J. Psycho-Anal.* 40:308–315; reprinted (1967*) in Bion, *Second Thoughts*. Heinemann, pp.93–109, and (1988) in Elizabeth Bott Spillius, ed. *Melanie Klein Today. Volume 1: Mainly Theory*. Routledge, pp.87–101.

—— (1962a) 'A theory of thinking', *Int. J. Psycho-Anal.* 43: 306–310; reprinted (1967*) in Bion, *Second Thoughts*. Heinemann, pp.110–119.

—— (1962b) *Learning from Experience*. Heinemann; reprinted (1984) Karnac.

—— (1967) 'Notes on memory and desire', *The Psycho-Analytic Forum 2:* 272–273, 279–280; reprinted (1988) in Elizabeth Bott Spillius, ed. *Melanie Klein Today. Volume 2: Mainly Practice*. Routledge, pp.17–21.

—— (1974) *Brazilian Lectures 1*. Rio de Janeiro: Imago Editora; republished (1990) in *Brazilian Lectures*. Routledge.

Brenman, Eric (1980) 'The value of reconstruction in adult psycho-analysis', *Int. J. Psycho-Anal.* 6l: 53–60.

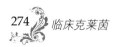
—— (1993) Personal communication.

Brenman Pick, Irma (1985) 'Working through in the counter-transference', *Int. J. Psycho-Anal.*
66: 157–166; reprinted (1988) in Elizabeth Bott Spillius, ed. *Melanie Klein Today. Volume 2:
Mainly Practice.* Routledge, pp.34–47.

Ellenberger, Henri (1970) *The Discovery of the Unconscious.* New York: Basic.

Feldman, Michael (1989) 'The Oedipus complex: manifestation in the inner world and the
therapeutic situation', in Ronald Britton, Michael Feldman and Edna O'Shaughnessy, *The
Oedipus Complex Today: Clinical Implications.* Kamac, pp.103–128.

Freud, Anna (1926) *Four Lectures on Child Analysis* (original English translation as *Introduction
to the Technique of Child Analysis*). New York: Nervous and Mental Disease Publishing
Company; reprinted (1974) in *The Writings of Anna Freud. Volume 1.* New York: International
Universities Press, pp.3–69.

Freud, Sigmund (1900) *The Interpretation of Dreams,* in James Strachey, ed. *The Standard Edition
of the Complete Psychological Works of Sigmund Freud,* 24 vols. Hogarth, 1953—73, vols 4-5,
pp.1–627.

—— (1905) 'Fragment of an analysis of a case of hysteria'. *S.E.* 7, pp.1–122.

—— (1909) 'Analysis of a phobia in a five-year old boy'. *S.E.* 10, pp.5–149.

—— (1910) 'The future prospects of psycho-analytic therapy'. *S.E.* 11, pp.141–151.

—— (1911) 'Psycho-analytic notes on an autobiographical account of a case of paranoia'. *S.E.*
11, pp.9–82.

—— (1914) 'On narcissism: an introduction'. *S.E.* 14, pp.69–102.

—— (1917) 'Mourning and melancholia'. S.E. 14, pp.243–258.

—— (1918) 'From the history of an infantile neurosis'. *S.E.* 17, pp.7–122.

—— (1920) *Beyond the Pleasure Principle. S.E.* 18, pp.7–64.

—— (1923) *The Ego and the Jd. S.E.* 19, pp.12–66.

—— (1927) 'Fetishism'. *S.E.* 21, pp.151–157.

—— (1940) *An Outline of Psycho-Analysis. S.E.* 23, pp.144–207.

Frosh, Stephen (1991) *Identity Crisis: Modernity, Psycho-Analysis and the Self.* Macmillan.

Gitelson, M. (1952) 'The emotional position of the analyst in the psycho-analytic situation', *Int.
J. Pyscho-Anal.* 33: 1–10.

Grosskurth, Phyllis (1985) *Melanie Klein: Her World and Her Work.* Hodder & Stoughton.

Heimann, Paula (1942) 'A contribution to the problem of sublimation and its relation to
processes of internalization', *Int. J. Psycho-Anal.* 23: 8–17; reprinted (1989*) in Heimann,
About Children and Children- No-Longer. Routledge, pp.26–45.

—— (1950) 'On counter-transference', *Int. J. Psycho-Anal.* 31; 81–84; reprinted (1989*) in
Heimann, *About Children and Children-No-Longer.* Routledge, pp.73–79.

—— (1955) 'A combination of defences in paranoid states', in Melanie Klein, Paula Hcimann
and Roger Money-Kyrle, eds *New Directions in Psycho-Analysis.* Tavistock, pp.240–265.

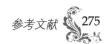

Original version (1952) 'Preliminary notes on some defence mechanisms in paranoid states', *Int. J. Psycho-Anal.* 33: 208–213; reprinted (1989*) in Heimann, *About Children and Children-No-Longer*. Routledge, pp.97–107.

—— (1960) 'Counter-transference', *Br. J. Med. Psychol.* 33: 9–15; reprinted (1989*) in Heimann, *About Children and Children-No-Longer*. Routledge, pp.151–160.

Isaacs, Susan (1948) 'On the nature and function of phantasy', *Int. J. Psycho-Anal.* 29: 73–97; reprinted (1952) in Melanie Klein, Paula Heimann, Susan Isaacs and Joan Riviere, *Developments in Psycho-Analysis,* pp.67–121. Hogarth; reprinted (1989*) Karnac.

Joseph, Betty (1975) 'The patient who is difficult to reach', in P.L. Giovacchini, ed. *Tactics and Techniques in Psycho-Analytic Therapy*. New York: Jason Aronson, pp.205–216; reprinted (1988) in Elizabeth Bott Spillius, ed. *Melanie Klein Today. Volume 2: Mainly Practice*. Routledge, pp.48–60, and (1989*) in Joseph, *Psychic Equilibrium and Psychic Change*. Routledge, pp.75–87.

—— (1981) 'Defence mechanisms and phantasy in the psycho-analytical process', *Bulletin of the European Psycho-Analytical Federation* 17: 11–24; reprinted (1989*) in Joseph, *Psychic Equilibrium and Psychic Change*. Routledge, pp.116–126.

—— (1982) 'Addiction to near death', *Int. J. Psycho-Anal.* 63: 449–456; reprinted (1988) in Elizabeth Bott Spillius, ed. *Melanie Klein Today. Volume 1: Mainly Theory*. Routledge, pp.311–323, and (1989*) in Joseph, *Psychic Equilibrium and Psychic Change*. Routledge, pp.127–138.

—— (1983) On understanding and not understanding: some technical issues', *Int. J. Psycho-Anal.* 64: 191–198; reprinted (1989*) in Joseph, *Psychic Equilibrium and Psychic Change*. Routledge, pp.139–150.

—— (1985) 'Transference: the total situation', *Int. J. Psycho-Anal.* 66: 447–454; reprinted (1989*) in Joseph, *Psychic Equilibrium and Psychic Change*. Routledge, pp.156–167.

—— (1987) 'Projective identification: some clinical aspects', in Joseph Sandler, ed. *Projection, Identification, Projective Identification*. Madison, WI: International Universities Press, pp.65–76: reprinted (1988) in Elizabeth Bott Spillius, ed. *Melanie Klein Today. Volume 1: Mainly Theory*. Routledge, pp.138–150, and (1989*) in Joseph, *Psychic Equilibrium and Psychic Change*. Routledge, pp.168–180.

—— (1988) 'Object-relations in clinical practice', *Psychoanal. Q.* 57: 626–642; reprinted (1989*) in Joseph, *Psychic Equilibrium and Psychic Change*. Routledge, pp.203–215.

—— (1989) 'Psychic change and the psycho-analytic process', in Joseph, *Psychic Equilibrium and Psychic Change*. Routledge, pp.192–202.

King, Pearl and Steiner, Riccardo, eds (1991) *The Freud-Klein Controversies 1941—1945*. Routledge.

Klein, Melanie (1926) 'The psychological principles of early analysis'. *Int. J. Psycho-Anal.* 8: 25–37; reprinted (1975*) in *The Writings of Melanie Klein. Volume 1: Love, Guilt and Reparation*. Hogarth, pp.128–138.

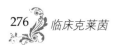
—— (1927) 'Criminal tendencies in normal children', *Br. J. Med. Psychol.* 7: 177–192.

—— (1929) 'Personification in the play of children'. *Int. f. Psycho-Anal.* 10: 193–204; reprinted in (1975*) in *The Writings of Melanie Klein. Volume 1: Love, Guilt and Reparation.* Hogarth, pp.199–209.

—— (1932) *The Psycho-Analysis of Children.* Hogarth; reprinted (1975*) as *The Writings of Melanie Klein. Volume 2: The Psycho-Analysis of Children.* Hogarth.

—— (1933) 'The early development of conscience in the child', in Sandor Lorand, ed. *Psycho-Analysis Today.* New York: Covici-Friede, pp.149–162; reprinted (1975*) in *The Writings of Melanie Klein. Volume 1: Love, Guilt and Reparation.* Hogarth, pp.248–257.

—— (1935) 'A contribution to the psychogenesis of manic-depressive states', *Int. J. Psycho-Anal.* 16: 145–174; reprinted (1975*) in *The Writings of Melanie Klein. Volume 1: Love, Guilt and Reparation.* Hogarth, pp.262–289.

—— (1940) 'Mourning and its relation to manic-depressive states', *Int. J. Psycho-Anal.* 21: 125–153; reprinted (1975*) in *The Writings of Melanie Klein. Volume 1: Love, Guilt and Reparation.* Hogarth, pp.344–369.

—— (1946) 'Notes on some schizoid mechanisms', *Int. J. Psycho-Anal.* 27: 99–110; reprinted (1975*) in *The Writings of Melanie Klein. Volume 3: Envy and Gratitude.* Hogarth, pp.1–24.

—— (1952) 'The origins of transference'; reprinted (1975*) in *The Writings of Melanie Klein. Volume 3: Envy and Gratitude.* Hogarth, pp.48–56.

—— (1955) 'The psycho-analytic play technique: its history and significance', in Melanie Klein, Paula Heimann and Roger Money-Kyrle, eds *New Directions in Psycho-Analysis.* Tavistock, pp.3–22; reprinted (1975*) in *The Writings of Melanie Klein. Volume 3: Envy and Gratitude.* Hogarth, pp.122–140.

—— (1957) *Envy and Gratitude.* Tavistock; reprinted (1975*) in *The Writings of Melanie Klein. Volume 3: Envy and Gratitude.* Hogarth, pp.176–235.

—— (1961) *Narrative of a Child Analysis.* Hogarth; reprinted (1975*) as *The Writings of Melanie Klein. Volume 4: Narrative of a Child Analysis.* Hogarth.

Laplanche, J. and Pontalis, J.-B. (1973) *The Language of Psycho-Analysis.* Hogarth.

Little, Margaret (1951) 'Counter-transference and the patient's response to it', *Int. J. Psycho-Anal.* 32: 32–40; reprinted (1981) in Little, *Transference Neurosis and Transference Psychosis.* New York: Jason Aronson.

Mahler, Margaret (1975) *The Psychological Birth of the Human Infant.* Hutchinson.

Meltzer, Donald (1967) *The Psycho-Analytical Process.* Heinemann.

—— (1968) 'Terror, persecution, dread-a dissection of paranoid states', *Int. J. Psycho-Anal.* 49: 396–400; reprinted (1973) in Meltzer, *Sexual States of Mind.* Perthshire: Clunie, pp.99–106, and (1988*) in Elizabeth Bott Spillius, ed. *Melanie Klein Today. Volume 1: Mainly Theory.* Routledge, pp.230–238.

Menzies Lyth, Isabel (1988) *Containing Anxiety in Institutions: Selected Essays Volume 1.* Free

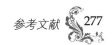

Association Books.

——(1989) *The Dynamics of the Social: Selected Essays Volume 2.* Free Association Books.

Money-Kyrle, Roger (1956) 'Normal counter-transference and some of its deviations', *Int. J. Psycho-Anal* 37: 360–366; reprinted (1978) in *The Collected Papers of Roger Money-Kyrle,* Perthshire: Clunie, pp.330–342, and (1988*) in Elizabeth Bott Spillius, ed. *Melanie Klein Today. Volume 2: Mainly Practice.* Routledge, pp.22–33.

—— (1969) 'On the fear of insanity', in (1978) *The Collected Papers of Roger Money-Kyrle.* Perthshire: Clunie, pp.434–441.

O'Shaugnessy, Edna (1981) 'A clinical study of a defensive organization', *Int. J. Psycho-Anal.* 62: 359–369; reprinted (1988*) in Elizabeth Bott Spillius, ed. *Melanie Klein Today. Volume I: Mainly Theory.* Routledge, pp.293–310.

Petot, Jean-Michel (1982) *Melanie Klein: premières découvertes et premier système 1919—1932.* Paris: Bourdas; English translation (1991) Madison, WI: International Universities Press.

Racker, Heinrich (1949) 'The counter-transference neurosis', *Int. J. Psycho-Anal.* (1953) 34: 313–324; reprinted (1968) in Racker, *Transference and Counter-Transference.* Hogarth.

Reich, Annie (1951) 'On counter-transference'. *Int. J. Psycho-Anal.* 32: 25–31.

Riviere, Joan (1936a) 'On the genesis of psychical conflict in earliest infancy', *Int. J. Psycho-Anal.* 17: 395–422; reprinted (1952) in Melanie Klein, Paula Heimann, Susan Isaacs and Joan Riviere, *Developments in Psycho-Analysis,* pp.37–66. Hogarth; reprinted (1989*) Karnac, and (1991) in Riviere, *The Inner World and Joan Riviere.* Karnac, pp.272–300.

—— (1936b) 'A contribution to the analysis of the negative therapeutic reaction', *Int. J. Psycho-Anal.* 17: 304–320; reprinted (1991) in Riviere, *The Inner World and Joan Riviere.* Karnac, pp.134–153.

Rosenfeld, Herbert (1947) 'Analysis of a schizophrenic state with depersonalization'. *Int. J. Psycho-Anal* 28: 130–139; reprinted (1965*) in Rosenfeld, *Psychotic States.* Hogarth, pp.13–33.

—— (1949) 'Remarks on the relation of male homosexuality to paranoia, paranoid anxiety and narcissism', *Int. J. Psycho-Anal.* 30: 36–47; reprinted (1965*) in Rosenfeld, *Psychotic States.* Hogarth, pp.34–51.

—— (1952) 'Notes on the anlysis of the super-ego conflict in an acute schizophrenic patient', *Int. J. Psycho-Anal.* 33: 111–131; reprinted (1955) in Melanie Klein, Paula Heimann and Roger Money-Kyrle, eds *New Directions in Psycho-Analysis.* Tavistock, pp.180–219, (1965*) in Rosenfeld, *Psychotic States.* Hogarth, pp.63–103, and (1988) in Elizabeth Bott Spillius, ed. *Melanie Klein Today. Volume 1: Mainly Theory.* Routledge, pp.14–51.

—— (1971) 'A clinical approach to the psycho-analytic theories of the life and death instincts: an investigation into the aggressive aspects of narcissism', *Int. J. Psycho-Anal.* 52: 169–178; reprinted (1988*) in Elizabeth Bott Spillius, ed. *Melanie Klein Today. Volume 1: Mainly Theory.* Routledge, pp.239–255.

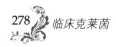

Rustin, Michael (1991) *The Good Society and the Inner World.* Verso.

Sandler, Joseph (1987) *From Safety to Superego.* Karnac.

——, Dare, Christopher and Holder, Alex (1973) *The Patient and the Analyst.* George Allen & Unwin.

Segal, Hanna (1957) 'Notes on symbol-formation', *Int. J. Psycho-Anal.* 38: 391–397; reprinted (1981*) in *The Work of Hanna Segal.* New York: Jason Aronson, pp.49–64, and (1988) in Elizabeth Bott Spillius, ed. *Melanie Klein Today. Volume 1: Mainly Theory.* Routledge, pp.160–177.

—— (1964) *Introduction to the Work of Melanie Klein.* Hogarth.

—— (1978) 'On symbolism', *Int. J. Psycho-Anal.* 59: 315–319.

—— (1989) Preface to Betty Joseph, *Psychic Equilibrium and Psychic Change.* Routledge, pp.vii–ix.

—— (1993) 'On the clinical usefulness of the concept of the death instinct', *Int. J. Psycho-Anal.* 74: 55–61.

Spillius, Elizabeth Bott (1988) 'Developments in technique: introduction', in Elizabeth Bott Spillius, ed. *Melanie Klein Today. Volume 2: Mainly Practice.* Routledge, pp.5–16.

Steiner, John (1982) 'Perverse relations between parts of the self, *Int. J. Psycho-Anal.* 63: 241–252.

—— (1987) 'The interplay between pathological organizations and the paranoid-schizoid and depressive positions', *Int. J. Psycho-Anal.* 68: 69–80; reprinted (1988) in Elizabeth Bott Spillius, ed. *Melanie Klein Today. Volume 1: Mainly Theory.* Routledge, pp.324–342.

—— (1993) *Psychic Retreats.* London: Routledge.

Stem, Daniel (1985) *The Interpersonal World of the Infant.* New York: Basic.

Strachey, James (1934) 'The nature of the therapeutic action of psycho-analysis'. *Int. J. Psycho-Anal.* 15: 127–1259; reprinted (1969) *Int. J. Psycho-Anal.* 50: 275–292.

Whyte, L. L. (1978) *The Unconscious before Freud.* Friedman.

Winnicott, D.W. (1947) 'Hate in the counter-transference', in Winnicott (1958) *Collected Papers: Through Paediatrics to Psycho-Analysis.* Hogarth, pp.194–203.

—— (1971) *Playing and Reality.* Tavistock.